どこに行っても治らなかった
ひざ痛を10日で治す私の方法

10天擺脫
膝蓋痛

不開刀、不打針！3大鍛鍊操 × 5大運動法，
專業治療師的膝蓋自癒重生計劃

高田祐希—著 黃筱涵—譯

【前言】——我的膝痛自癒歷程

大家好，我是高田祐希，是位脊椎神經治療師兼醫學氣功師，目前在東京二子玉川開設了「KIKOUKAIRO 施術院」。

我之所以想撰寫本書，是因為我自己有很嚴重的膝蓋痛困擾，不管是攝取營養食品或是求助各大骨科都完全改善不了，所以便想將「自己曾試過且大幅改善膝蓋痛的方法，告訴同樣苦於膝蓋痛的各位！」

我是在幾年前開始膝蓋痛的。

疼痛的程度達到：

「不知道該怎麼站起身了。」

「無法正常活動身體了。」

我曾經過著連如此單純的動作，都煩惱不已的日常生活。所以以下將盡可能寫出我逐漸罹患膝蓋痛的過程。相信現在也苦於膝蓋痛的各位，看了也會心有戚戚焉吧？

這邊先說明一下本書內文的記述方式。內文中將腳踝以下稱為「足部」，大腿根部至腳踝稱為「腿」，但是有時「腿」也代表從大腿根部到腳尖這整條腿。此外「身心靈」則是請各位將注意力放在包括心靈狀態的「全身」。

另外還有一點，本書解說照片中的模特兒，也聘請了實際上有膝蓋痛困擾的一般人，不曉得這樣是否能讓各位更加感同身受呢？

半月板損傷造成膝蓋「卡住」

剛開始是六年前左右，我一如往常地想從蹲下站起時，在雙膝轉動的瞬間，左膝突然伸不直了，無論我怎麼努力都伸不直。膝蓋產生一種鈍鈍的痛感，彷彿膝關節被拆掉了，也很像有力量從某處拉著一樣。不知道到底發生什麼事情令我深感恐懼，頓時全身狂冒冷汗。

這個症狀就稱為「卡住」（locking）。膝關節中有個叫做「半月板」的C型板狀組織，是專門吸收衝擊的緩衝處。膝蓋承受體重的同時不自然扭轉時，半月板就容易損傷或斷裂，多半會在運動時發生，但是其實日常中不經意的動作也可能造成半月板受到傷害。

一般的X光片或電腦斷層掃描（CT）檢查，無法看出半月板的損傷程度，必須透過核磁共振成像（MRI）檢查才行。我的半月板也是在不知不覺間壞掉的吧？平常不做劇烈動作就不太會痛，所以才會一直沒發現。但是日積月累後，卻在扭轉膝蓋的動作下壞掉，其中一部分插進了關節縫隙，就發生了膝蓋伸不直的狀況。

幸好身為脊椎神經治療師，我當然擁有這個症狀的知識，也很明白自己的腿形與運動方式。但是儘管擁有知識，實際遇到仍會感到焦急。

所以我先深呼吸，放鬆地慢慢坐到地上。首先完全彎曲膝蓋再試著依正確方向伸展左腿，結果膝蓋順利伸展了，疼痛也消失了。

但是「卡住」可不會出現一次就消失的，後來就經常無預警襲來。雖然平常不會像發作時那麼痛，但是我隱約開始擔心：「再這樣下去，遲早會痛得動彈不得。」

所以後來我就開始從事對肌肉施加負荷的訓練，長期持續輕微的運動後，「卡住」症狀果然慢慢消失了。

但是自從發生「卡住」的症狀，我就開始對膝蓋的扭轉、方向轉換等動作感到恐懼，後來更是發現自己不知不覺間盡量避免動用到膝蓋了。

終究還是發生膝蓋痛

然後在三年前左右，預期中的膝蓋痛終究還是來了，原因不明，沒有任何前兆，突然就痛了起來。剛開始是：

- 經常隱隱作痛。
- 上下樓梯時會痛。
- 從椅子上或地上站起來時會痛。

從椅子上起身、從地上站起等所有動作都會痛，下階梯會很困難，總覺得膝蓋喀拉作響。

最後我連下電車與巴士時，或是踏下只有三階左右的階梯都會冒冷汗，早上起床的時候也會覺得膝蓋很沉重。

「營養食品有助於改善膝蓋痛嗎？」我吞下了各種營養食品的結果，就是什麼也沒改變。

曾有報告顯示連同只是安慰劑效果的人在內，約有四成的人會感受到營養食品的效果。但是這讓我親身體會到，重要的營養素還是得透過三餐攝取效果比較好。

儘管如此，在忙碌的生活中實在很難長久持續每天想菜單、採買並做菜，但這卻成為很好的機會，讓我重新審視自己的飲食習慣。

了解每天三餐裡有哪些營養素攝取不足，是非常重要的事情。雖然我後來開始勤加攝取不足的營養素，但是光憑如此仍止不住疼痛。

膝蓋發腫

我每週會打一次網球，但是很常因為下雨或是臨時有事變成一個月一次。畢竟也到了這個年紀，平常也沒有很認真鍛鍊肌肉，又常常與男性混在一起比球，為了追求反覆驟停與衝刺，膝蓋承受了很大的衝擊力。

比賽時會分泌腎上腺素，連睪酮（又稱男性賀爾蒙，但是其實女性也有，請參照205頁）的分泌量也會達到最大。所以儘管我的「疼痛」輕微到幾乎忘記的程度，但是連運動前後的營養補充也很隨便，導致膝蓋嚴重惡化。在逐漸老化的年紀，還這麼小看膝蓋保養讓我受到慘痛教訓，原本只有疼痛的膝蓋終於腫起來了。

骨科就醫

於是我便思考：「趁這個機會去醫院看一下骨科吧。」

我在候診室等了很長的時間，滿心期待認為這次終於要根治了。後來拍完X光後也接受了醫師的說明。

醫師：「這是退化性關節炎（Osteoarthritis）。」（我心想，從年齡來看確實應該是如此）

醫師：「請開始減重吧。」（但是我又不胖……）

醫師：「先貼藥膏和吃點藥觀察一下吧。」（果然）

醫師：「另外也請嘗試這些運動吧。」（醫生遞給我一本手冊）

我：「我以前曾經有過『卡住』症狀，膝蓋會伸不直，但是現在已經不會了，請問這是為什麼呢？」

醫師：「現在不曉得。可能是曾經卡在關節的碎片跑掉了吧？」

短短幾分鐘就結束了診察，雖然有種被放生的感覺，但是我還是請醫師讓我用手機翻拍X光片後，就稍感滿足地回家了。近年醫院開的處方貼布很好用，再加上我吃了藥，那陣子也剛好沒有去打網球，休養一陣子後膝蓋就消腫了，但是我不禁思考：「這麼做無法根除問題不是嗎？」

膝蓋再度發腫

我從小就很努力「瘦身」，也曾單純地以為「運動＝瘦身」。因為運動時肚子裡有食物會不舒服，所以都空腹去打網球。「順利的話還能瘦下來！」我秉持著如此想法，運動後也沒有補充營養，所以營養完全運輸不到疲憊的肌肉。順道一提，這麼亂來根本就瘦不下來，最多過了三十歲就沒效果了。

結果理所當然的，我的膝蓋又腫起來了，這次按下發腫的部位還有含水的感覺，且慢慢出現下列症狀：

- 膝蓋不能彎曲
- 沒辦法跪坐
- 站起來的時候膝蓋會顫抖，沒辦法施力
- 膝蓋覺得熱熱的
- 走路時膝蓋很緊繃

- 膝蓋很沉重
- 連躺著都會痛
- 翻身就會痛醒
- 待著不動時也會痛

我去了別家醫院的骨科，得到的答案與上次相同。雖然這次多了積水的問題，但還是先用貼布並吃藥觀察看看，再不消腫的話就要抽水或施打玻尿酸。

畢竟我是做這行的，所以我也知道怕痛就不敢動反而會導致惡化，因此就算會痛也想辦法適度運動。結果雖然還有些痛，卻慢慢消腫了。

- 膝蓋腫得彎不起來時，也要盡量彎曲。
- 沒辦法跪坐時，也要努力練習至能夠跪坐。

這是某位西醫權威醫師提倡的作法。不努力去動的話，血液循環就會變差，恢復的速度就會變慢，適度運動反而能夠去除累積的水分。

抽水治療

從事治療行業的我，會忍不住想拿自己的身體做實驗。連膝蓋疼痛與積水的時候，都不以為意地前去打網球，結果無論我運動時多麼保護膝蓋，不知不覺仍對患部施加沉重的負擔。儘管我明白運動前後的營養補充有多麼重要，但是這時還不曉得營養不足竟對自己產生那麼大的影響。結果膝蓋果然又發腫積水了。

「幫膝蓋抽水是什麼感覺呢？」

我因為想體驗看看就再度前往骨科。這時膝蓋因為積水而脹脹的，摸起來則很有彈性，用針筒把

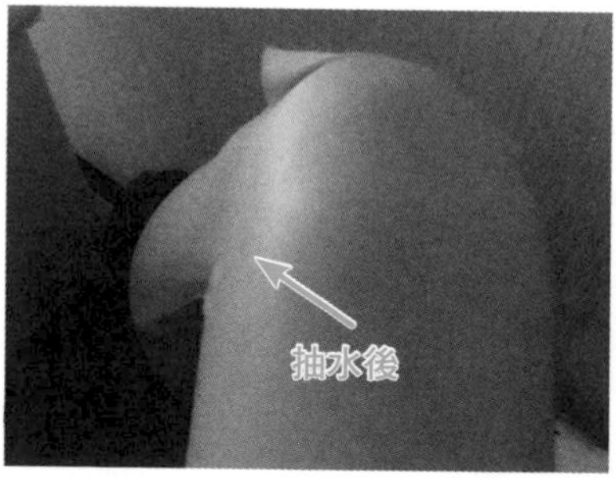

9 天後，稍微消腫了。

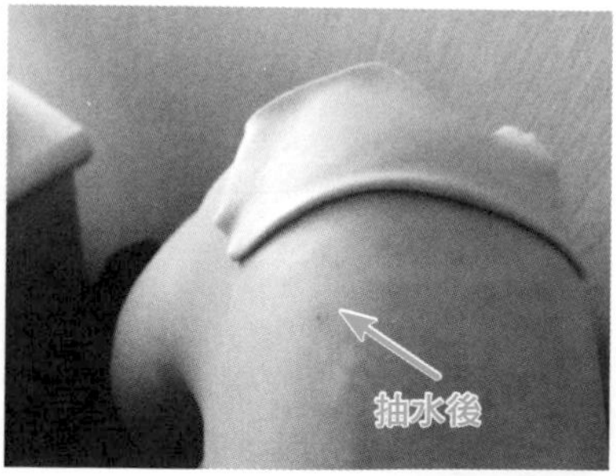

抽水 2 天後，還是腫腫的。

水抽掉的瞬間，就產生一種宛如癟掉般的沉重感，但是抽完水後膝蓋就輕鬆許多。多麼輕鬆啊！然而卻無法根除問題。

並不是這麼做膝蓋就不會痛了。

疼痛的部位與狀況會變動，膝蓋骨上下、內外側、膝蓋後方都曾有疼痛過。有時光是動到就會痛，有時疼痛會維持很久；有時像火在燒一樣熱辣辣的，有時是隱隱作痛，有時則是沉甸甸的鈍痛感。

在我思考膝蓋痛的原因時，意識到恐怕不只是年齡漸長這麼簡單。

自己擺脫膝蓋疼痛

嘗試自己治療的機會降臨了。

原本我的腿形就不直了，雖然已經比以前好很多，但還是看得出O型腿，稍不留意膝蓋就會往外打開。骨盆後傾，脊椎幾乎沒有彎曲，另外還有拇指外翻、闊跖足（腳趾根部附近的橫弓塌掉，讓腳掌特別寬的狀態，請參照103頁）與莫頓氏神經瘤（Intermetatarsal，足部中趾、無名趾根部會痛的疾病）。

體型會表現出重心位置、身體運動方式等，也能夠看出常用與不常用的肌肉。所以我不禁思考，如果鍛鍊比較弱的肌肉，是否有辦法改善疼痛與消腫呢？

於是我便認真鍛鍊看看，沒想到真的改善了！膝蓋的積水消失了，長時間持續的疼痛與發腫也不見了。

就算打網球時奮力地到處跑，一直到隔天早上都還沒有復發。就算稍微勉強自己多穿一下偏高的高跟鞋，穿到稍微有點疼痛時，只要再佐以適度的運動很快就恢復了。

最重要的是，我發現了「讓膝蓋不再疼痛的身體運動基本方法」。

發現這個方法後，無論面對什麼樣的狀況，我都能夠應付自如並放心運動身體，不再害怕搭電車、巴士或是任何外出得做的動作，也更有意欲完成必須經常坐下起身等的家事。事實上我最喜歡的園藝，因為經常蹲下，做出扭轉膝蓋的動作，這才是對膝蓋造成最大負擔的事情。多虧了這個方法，我現在已經能夠輕鬆進行了。

此外有過膝蓋狀況不好的經驗後，我終於明白為什麼長者搭電車或搭巴士等人擠人的交通工具時，會很容易撞過來了（這一點將在76頁的小單元③「長者不耐搖晃」中解說）。

用雙腿持續步行時會用到哪些肌肉呢？用到的又是肌肉的那些部分呢？在了解這些之前，必須先知道「讓膝蓋不再疼痛的身體運動基本方法」。

骨科的治療對症狀嚴重的患者來說，擁有非常棒的效果。但是有些人還沒嚴重到需要動手術的程度，只是想要在惡化前想辦法改善，骨科醫師自然沒辦法給予這些患者太高規格的治療。

醫師A：「膝蓋就是這樣會隨著年齡不斷變差喔。」

醫師B：「總之先觀察看看吧，惡化的話再來檢查。」

我們當然不願意靜待惡化，但是站在醫院經營的角度卻是理所當然的。

此外西醫與中醫口徑一致的說法，都是患者也必須自行努力才行。也就是說，想在惡化之前改善的話就只能鍛鍊身體了。

既然如此，我們就得針對重點努力。雖然醫院提供的手冊沒有談到，但是本書將介紹非常重要的肌肉運動方法。

「骨科不是治療的地方，是拍X光的地方。」

有位藥劑師曾說過這句饒富興味的話。

會導致膝蓋痛的疾病五花八門，其中有許多都很容易誤認為退化性關節炎，所以為了兼顧安心與安全，請勿自行判斷，首先仍應前往骨科接受X光或MRI檢查，確認膝蓋的當前狀況。確認之後就請對自己發誓：「從今以後，我不能再做出造成膝關節間隙失衡的事情了。」

請別忘記，「治好膝蓋痛」等於「打造筆直漂亮的雙腿」。

日文有句諺語叫做「一病息災」，意思是身體有點小問題的人，比較會在意健康反而更有機會長壽。

如果膝蓋痛這個契機能夠讓雙腿更加漂亮的話，我相信也有助於長壽吧。

要特別注意的是，我是治療師而非醫師，本書介紹的內容都不屬於醫療行為。請各位切勿勉強自己，從身體能夠接受的強度與步調開始嘗試。

目錄

CONTENTS

第3章 改善膝痛的原則與3大鍛鍊

第5章 擺脫膝痛的重要觀念 187

第 1 章

自我檢視
膝蓋不適問題

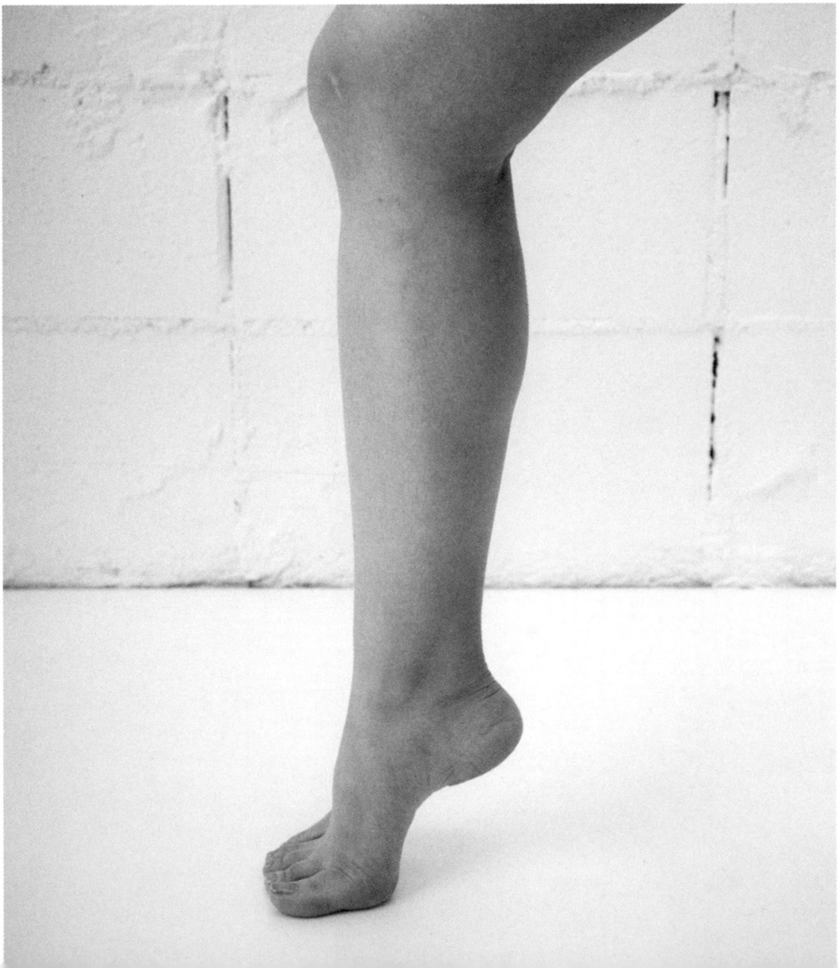

診斷膝蓋疼痛等級

首先確認一下各位的膝蓋疼痛等級吧，愈靠左邊的症狀就愈嚴重。

膝蓋疼痛的等級

- □ 隱隱作痛
- □ 開始動就會痛
- □ 有緊繃或是被拉扯的感覺
- □ 從椅子上或地板站起時會痛
- □ 上下階梯時會痛

- □膝蓋有燒熱感
- □膝蓋一帶會刺痛
- □膝蓋發腫
- □膝蓋難以彎曲
- □無法跪坐
- □上下階梯時膝蓋有時會顫抖
- □走路時腿部緊繃
- □膝蓋沉重
- □彎曲或伸展膝蓋時會發出奇怪的聲音
- □膝蓋積水
- □靜靜待著時也會疼痛、刺痛
- □翻身就會醒來
- □O型腿或X型腿變嚴重

你的膝蓋現在是什麼狀態呢?就算檢視表只勾選了右側的項目，放著不管的話就會慢慢惡化，因為肌肉是不斷變化的，所以最後肯定會變得連左邊都得勾選。雖說僅勾選表格右側代表症狀稍輕微，但是每個人感覺不同，或許某天就突然發生了檢視表裡中間的症狀，因此只要注意到任何一個症狀，就是開始處理膝蓋痛問題的好機會。

肌肉的可塑性

肌肉有用到才會變得發達並得以維持肌力，因此沒在用的肌肉當然就會逐漸變弱，如此一來，布滿肌肉的神經迴路也會減少，能夠順利傳遞的命令也會變少。

這邊請各位試著張開腳趾吧。

你能夠刻意張開小指嗎?其實很多人都辦不到。此外對拇指外翻的人來說，也很難刻意張開大拇指。有些人左右則會有明顯差異，例如:右腳辦得到但是左腳沒辦法等，這就代表神經迴路沒有分布到該處。相信讀到這裡大家都明白，放著不管的話，負責運動腳趾的肌肉就會衰退。

但是各位不必悲觀。只要持續不斷地試圖運動肌肉，該處的神經迴路就會復甦，通常只要努力幾天就動得起來了。問題在於沒注意到自己沒動到哪些肌肉。

肌肉本來就是會伸縮的，像右下圖這種上臂的隆起，其實就是隆起處肌肉（肱二頭肌）收縮，且下側肌肉（肱三頭肌）伸展所致。

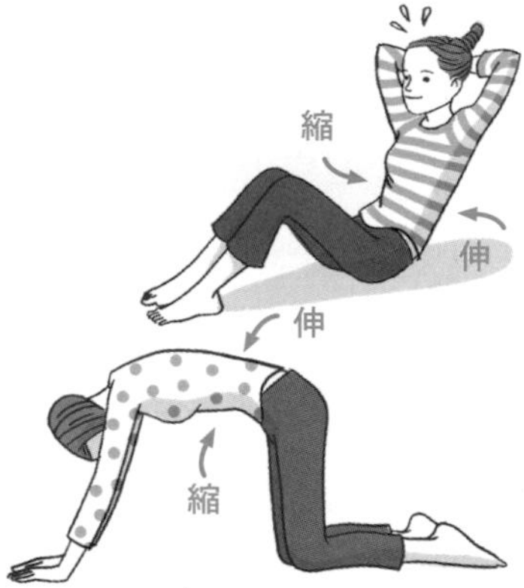

執行腹肌運動時，腹肌會收縮、背肌會伸展。上面這種運動容易傷到腰部與頸部，所以建議選擇下面這種。

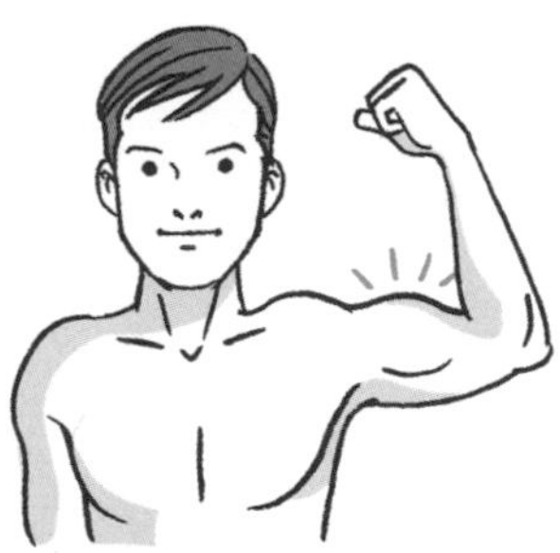
上臂隆起時代表上側肌肉（肱二頭肌）收縮、下側肌肉（肱三頭肌）伸展。

執行鍛鍊腹肌的運動時，就是腹部肌肉（腹肌）收縮且背部肌肉（背肌）伸展所致。

身體會藉由這種肌肉伸縮所產生的「拮抗」相互作用產生「動作」，各肌肉會以恰如其分的均衡度互助合作。但是體型方面的遺傳、姿勢或動作上的壞習慣，都會導致沒用到的肌肉衰退，如此一來，另一側的肌肉也沒辦法使出力量了。

肌肉還有其他變化。肌肉攣縮（contracture）的時候，既無法收縮也無法伸展，另一側的肌肉當然也會跟著

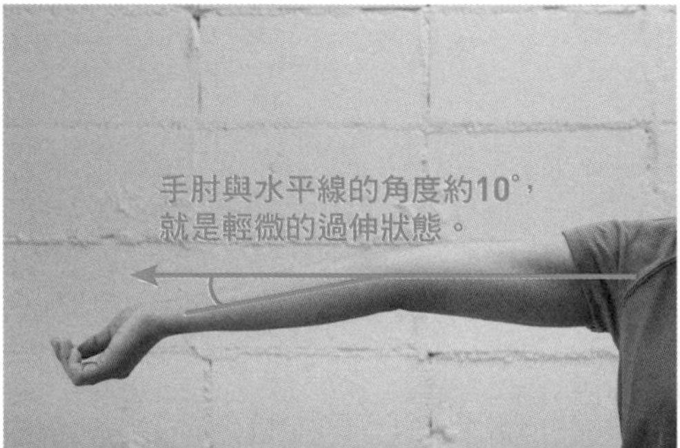
手肘與水平線的角度約10°，
就是輕微的過伸狀態。
肘過伸。上臂與手肘間的角度正常範圍是 0°～ 5°。

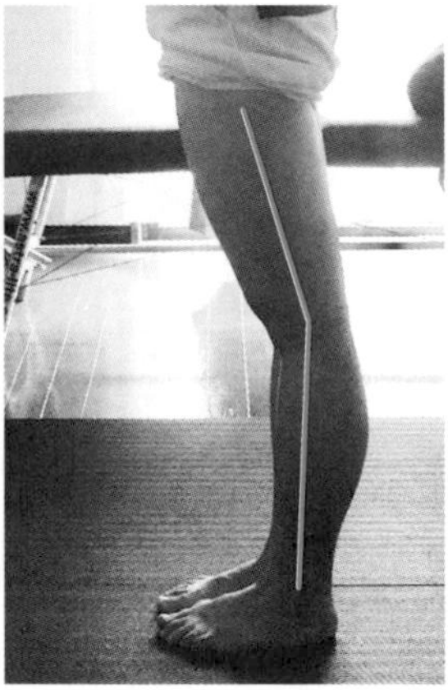
膝反屈（膝反張）的腿，可以看出膝蓋過度反折。

動彈不得進而衰退。這種狀況不僅會造成身體變形，也會造成受傷與疼痛。

各位應該有聽過膝反屈（膝反張）這個名詞吧？這指的是膝關節過度反折，沒有呈現在正常形狀的狀態，同樣的狀況也會發生在手肘上。

不管是哪一種，都會出現這種狀態特有的身體運動方式，導致肌肉運用失衡。長年採用這種方式活動的話，就會有部分肌肉因為用不到而衰退，甚至發生攣縮。

肌肉萎縮或短縮（肌纖維收縮後就沒有恢復）別說沒辦法順利運動了，連骨頭的位置都會改變，並造成神經方面的障礙，對姿勢、血液循環與神經都產生影響。

有種疾病叫做「退化性關節炎」，推估全日本有八百萬人苦於這種疾病。「退化性關節炎」是膝蓋關節軟骨品質變差、磨損，導致步行困難的疾病，發作之前應該會先出現膝反屈等症狀才對。

所以接下來請先確認你是否為退化性關節炎的好發族群吧！

確認是否為退化性關節炎好發族群

- □ 家族裡有人罹患退化性關節炎
- □ 體型肥胖
- □ 曾因為運動傷到膝蓋
- □ 運動量不足
- □ 女性
- □ 活動時習慣將膝蓋往內側伸
- □ 有O型腿、X型腿或 XO 型腿
- □ 扁平足（沒有足弓）
- □ 走路時臀部會朝左右擺動
- □ 膝反屈
- □ 走路外八
- □ 鞋底外側容易磨損

□ 40歲之後膝蓋間就出現間隙了

各位中了幾項呢？體型與運動方式，會表現出平常的肌肉使用特徵。就算現在膝蓋還不會痛，只要中了其中一項，將來就有可能膝蓋痛。

接下來一起來思考個項目的原因吧。

● 家族裡有罹患退化性關節炎者

走在街上觀察親子時，會發現雙方的走路方式與腿形意外相似。體型與體質都會遺傳，再加上一起生活時生活習慣與動作都會互相感染，因此身體會出現的症狀往往也會很相似。所以有親人會膝蓋痛的時候就要特別留意了。

● 體型肥胖

據說略為肥胖的人骨骼比較強壯。這是因為骨骼會隨著承受的負荷變強，而自身體重就是負荷的一種，當然稍微肥胖當然有助於增強骨骼。但是膝蓋是做各種動作與姿勢時的關鍵部位，略為肥胖的人對膝蓋施加的壓力當然也比較強，當然也很容易感到疼痛。這時只要減重就能夠減輕膝蓋的負擔，所以醫院往往會提供減重指導。

●曾因運動導致膝蓋受傷

「踢」、「跑」、「跳」等動作都會過度使用膝蓋，因此足球、排球、籃球、田徑等各種運動的選手，很多都苦於膝蓋損傷。膝蓋的動作中有一項「扭轉」，必須用到這個動作的高爾夫球、網球、羽球選手也容易發生膝蓋痛，此外柔道、摔跤、橄欖球類選手們，則會因碰撞傷害膝蓋，而胡亂運用膝蓋也可能危及選手們的運動生涯。

以前曾有人因為運動傷到半月板或韌帶，或是因意外、受傷等導致膝蓋痛，只好限制行動一段時間使得肌肉衰退，日後又出現膝蓋痛的問題了。

就算沒有承受強烈衝擊，老化也會自然造成半月板損傷等，那麼年紀到達一定程度後，為什麼有些人會膝蓋痛，有些人卻不會呢？這單純與腿部肌肉是否衰退有關。所以略為肥胖的人只要擁有足夠的肌肉就沒有問題，相反的偏瘦卻膝蓋痛的人，就要留意自己的運動方式，此外也必須加以鍛鍊弱化的肌肉。

運動量不足

肌肉具有儲存醣類的功能，所以難怪近年會出現研究結果顯示「無論男女，偏瘦的人糖尿病發作機率偏高」。隨著年齡增長，能夠儲存醣類的肌肉量會減少，肌肉也會變得難以攝取醣類，所以必須透過適度的運動、營養均衡的飲食增加肌肉量與品質。

相信各位都有聽說過「線粒體」（Mitochondrion），這是非常細微的器官，就存在於組成身體的細胞當中。線粒體負責製造出對人體整體細胞極其重要的能源，製造過程中產生的水分稱為「代謝水」，製造的能力則稱「基礎代謝」。而代謝水能夠維持肌膚適度的滋潤。

但是線粒體會在四十五歲左右開始減少，功能也會慢慢衰退，一般常聽到「代謝隨著年齡增長變差」，這其實就與線粒體減少息息相關。

想要增加線粒體的話，運動、挺直背脊姿勢、八分飽的飲食習慣就非常重要。也就是說，運動量不足也不利於美容。

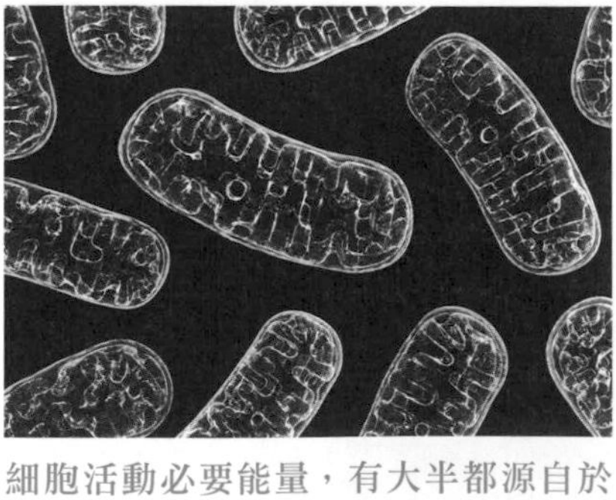

細胞活動必要能量，有大半都源自於線粒體。

女性

女性肌力比男性弱，閉經前後的更年期，女性荷爾蒙（雌激素）分泌量會急遽降低。隨著年齡增長與雌激素減少，支撐關節的軟骨與肌肉會衰退，關節內的水分也會減少。此外血液循環變差也會引發關節疼痛，一開始關節會先在做動作時發出聲響，接著肩膀、手指、膝蓋等也會開始疼痛、僵硬、發腫、產生不適感。所以必須藉由適度的運動促進血液循環。

有數據顯示女性膝蓋痛的機率是男性的兩三倍，因此請各位務必養成適度的運動習慣。

●活動時習慣膝蓋向內伸

就算自然站姿時膝蓋的位置正常（朝向正面），也有人會在走路、跑步、跳躍著地等動作時將膝蓋朝向內側，此

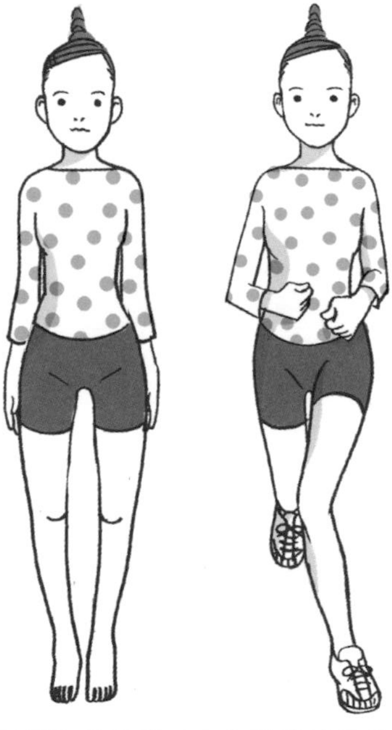

如果姿勢與動作中有膝蓋朝內的習慣，很容易對它造成負擔。

外很多人拍照時都會內八。這些動作都會對膝關節造成很大的負擔，有時甚至會導致運動傷害。

我們很難搞清楚自己做出各種動作時膝蓋的狀態，這裡最重要的就是，膝蓋往內側伸的動作往往與O型腿、X型腿或XO型腿脫不了關係。

有O、X型腿的人

我經常接到O型腿、X型腿的矯正諮詢，這時我最注意的就是股骨，也就是大腿骨與髖關節之間的方向關係。

股骨是朝內（內旋）還是朝外（外旋）會造成腿形差異。

- O型腿的股骨與膝蓋都朝內，所以膝蓋之間會出現空隙。
- X型腿的股骨與膝蓋都朝外，所以膝蓋會碰在一起，雙腿的內腳踝之間會出現空隙（放鬆時雙腿的腳踝會分開）。

以上是一般的定義。

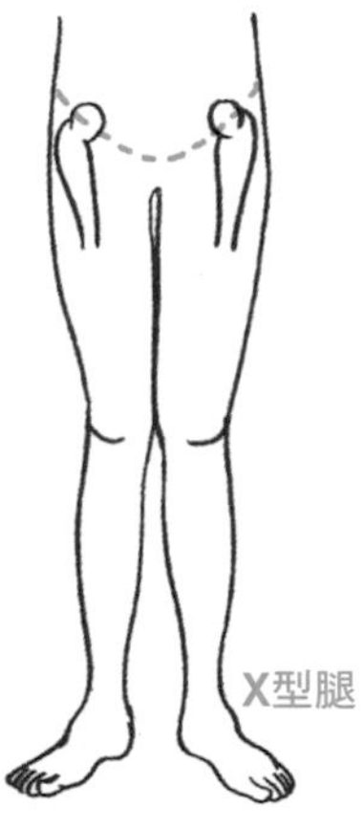

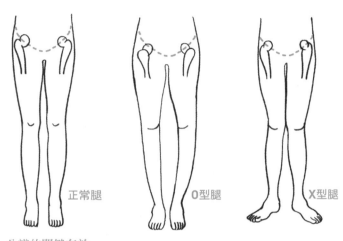

分辨的關鍵在於
①股骨朝向哪裡？ ②膝蓋是否碰在一起？ ③是否有足弓？

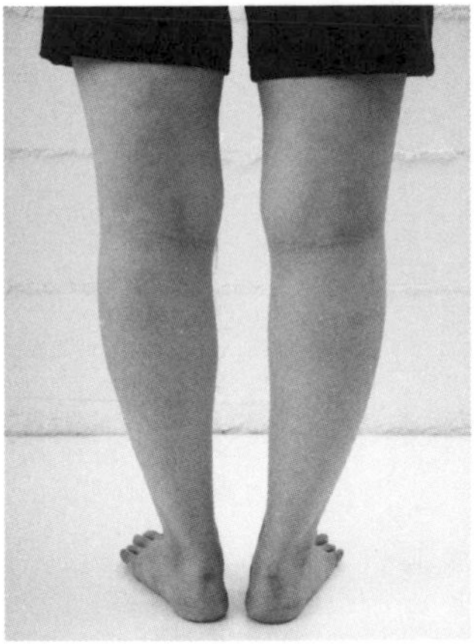

O 型腿的股骨內旋，雙膝朝內且分開，多半有足弓扁平的扁平足問題。

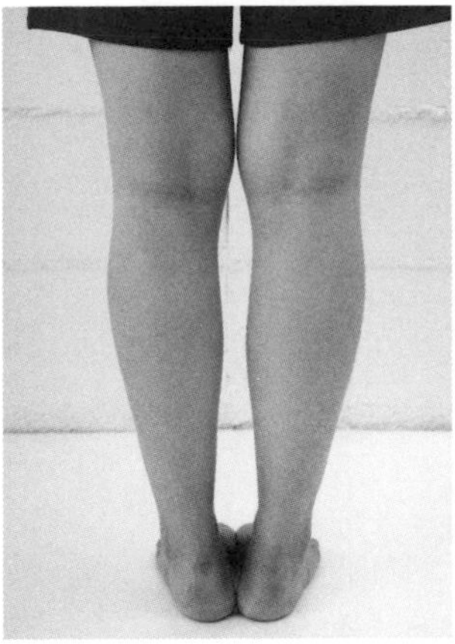

X 型腿的股骨外旋，雙膝朝外並碰在一起，雙腳的內腳踝間距寬，通常有足弓過高的問題。照片中並非完全 X 型腿。

此外O型腿有扁平足的傾向，X型腿則有高弓足（腳背與足弓都偏高的狀態），兩者的共通特徵則是膝蓋過度伸展。

何謂 XO 型腿？

XO型腿還沒有明確的定義，要說是輕微的X型腿，但是髖關節朝內（內旋），膝蓋則碰在一起。雖然雙腳略有扁平足的問題，然而足部又有「外八」（腳趾外開）。此外最近也有特別多人出現「內八」（腳趾朝內）的問題。

XO型腿的症狀就像這樣由兩者混在一起，但是無論是哪個年齡層的人，XO型腿者的骨盆外側肌肉都會短縮。總而言之，膝蓋像O型腿一樣朝內卻碰在一起時就稱為XO型腿（O型腿的膝蓋會分開），且雙腳內腳踝雖然可以相貼，小腿肚卻會互相分開。

很多XO型腿的人走路或做動作時雙膝會碰在一起，放鬆時就會變成X型腿（膝蓋朝外），這時可能有肌肉過度伸展或是過度僵硬的問題，所以必須仔細檢視自己的所有動作。

●扁平足（沒有足弓）

腳底的足弓貼平地面就稱為扁平足（稱為「回內」）常見於O型腿，相反狀況的高弓足（稱為「回外」）就常見於X型腿。但是腳底肌肉衰退的話，X型腿者的足弓也會貼近地面。

此外女性比男性更容易出現扁平足是有原因的，那就是骨盆的形狀。女性的骨盆比男性寬，因此髖關節至足部的角度較大，比較容易執行力量由外往內的動作，著地時腳底內側（大拇指側）會承受負擔，因此比較容易產生回內。再加上女性的肌力比男性弱，因此也比較撐不起足弓。

●走路臀部會左右擺動

輕微X型腿時，骨盆外側的闊筋膜張肌通常會緊繃，股骨會朝向內側，膝蓋下的脛骨會扭向外側，使足部呈「外八」（腳趾外開），足部也以扁平足居多。所以

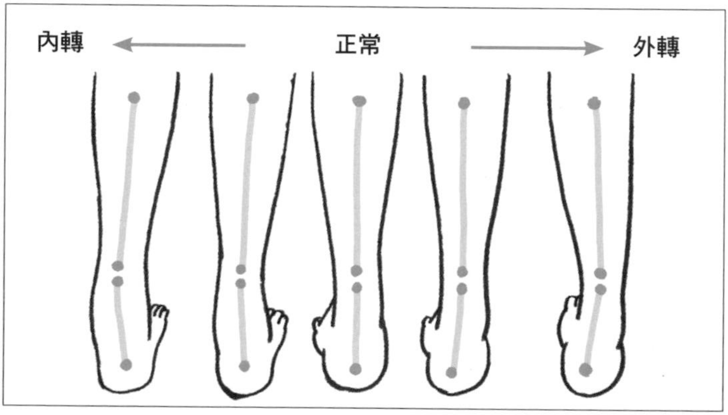

上圖全部都是右腳，中央是正常的腳，愈往左邊就愈接近沒有足弓的扁平足（內轉），愈往右邊就是足弓較高的高弓足（外轉）。

女性骨盆與腳踝

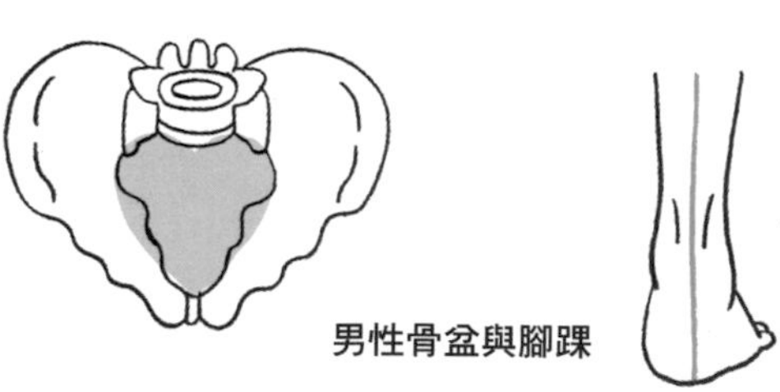

男性骨盆與腳踝

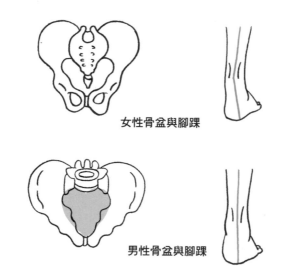

女性骨盆較寬短，與足部間的角度較大。
男性骨盆較窄長。

疑似有 XO 型腿的人請仔細觀察自己的腿與足部，確認是否有這些現象。走動時沒有用到闊筋膜張肌的人，膝蓋會搖晃。

請有 XO 型腿疑慮的人以高步幅行走時，如果看到走路時會搖晃臀部，就代表闊筋膜張肌已經衰退了。

●膝反屈

雖然程度有差，但是O型腿與X型腿都有膝蓋過度伸展的狀況。目前已知出現前述股骨、足部問題加上膝反屈的特徵時，會對骨盆斜度、腰椎反折程度、駝背狀況等造成影響（下壓臀部突出鼠蹊部或是腹部時，頸部或背部會拱起以維持平衡）。

其中特別容易引發退化性關節炎的是O型腿。罹患退化性關節炎的人，雙膝都會往內側變形。而O型腿會對膝關節內側施加壓力，導致該部位軟骨、半月板容易疼痛。並且因為拉伸膝蓋外側，所以特別容易引發「髂脛束症候群」（Iliotibial band friction syndrome）。

X型腿則通常有骨盆前傾、腰椎強烈前彎的狀態，且髖關節也比較難伸展。雖然膝蓋一帶的疼痛，有時是因「鵝掌滑囊炎」（Pes Anserine Bursitis）造成，但是相較之下還是應特別留意退化性關節炎。

而兩者的共通點是都有膝關節過度伸展的狀況。

●走路外八

常見於男性與學過芭蕾舞的人，其中芭蕾舞者是經過訓練導致髖關節會朝外。雖然芭蕾舞者的身材纖細，但是肌肉相當強壯，尤其足部（腳踝以下）的肌肉格外發達。

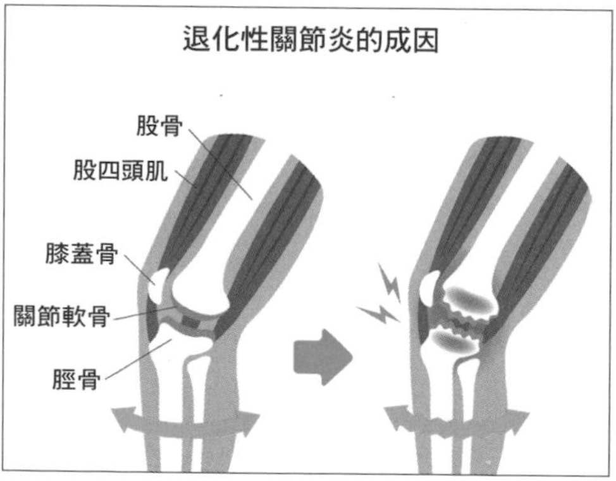

O型腿的人容易關節軟骨痛。

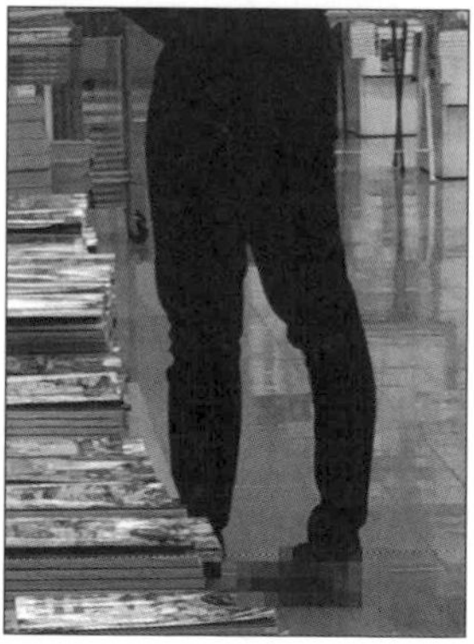
膝蓋過度伸展的人。

跳過芭蕾舞的人走路時一大特徵，就是腳尖朝外的「外八」。不練芭蕾後仍保有這個習慣時，連接兩側大腿的內收肌會隨著年齡增長衰弱，等腹肌力也變差後，走路就要彎曲膝蓋才會比較輕鬆。

雖然這個狀況與骨盆方向的關聯性比較強，但是因為髖關節與腰部都會彎曲，所以這種狀況造成的膝蓋痛同樣不容忽視。

縫匠肌（Sartorius muscle）攣縮的話髖關節會彎曲，大腿會朝外側張開並扭向外側，讓膝蓋也保持彎曲的狀態。

這種敘述方式看起來可能比較複雜，事實上指的就是「外八」。保持外八的狀態站起身，就無法避免上半身前傾，容易對膝蓋造成負擔。甚至有人懷疑，近來頻繁發生的老年人駕駛事故，很可能與外八有關。這是因為我們需要一定程度的肌力，才能夠維持雙腿筆直。

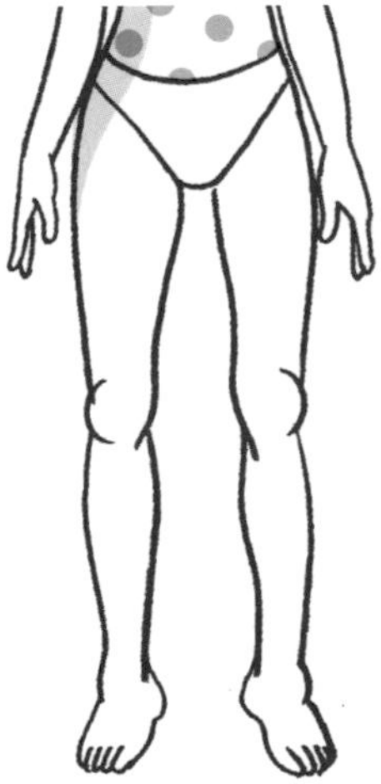

股外肌至膝蓋都保持彎曲時，就會造成「外八」！

鞋底外側易磨損

腳底力量不足時足弓容易塌陷造成扁平足，鞋底外側容易磨損的人，就是罹患扁平足的證據。各位可能會思考，扁平足不是應該造成鞋底內側磨損嗎？事實正好相反，雙腿彎曲的時候特別容易磨損鞋子外側，罹患扁平足時骨骼會失衡，並對重心所在的膝蓋產生影響。

相反的，容易出現高弓足的X型腿，足部支撐足弓的力量也會隨著年齡增長衰退，導致足弓下降。

覺得「足部比以前寬」的時候，就和我一樣罹患了「闊跖足」（Broad foot）。闊跖足通常會持續病變，在不知不覺間形成大拇指外翻或是小拇指內翻。要是演變成腳趾會維持彎曲的「鐵鎚趾」（Hammer toe），就很難再維持正常的足弓形狀了。雖然這些問題可以透過特別設計過的鞋子矯正，但是了解肌肉與骨骼的正確位置仍是非常重要的。

40歲後雙膝間出現間隙

就算前述項目一個都沒中，要是發現雙腿膝蓋間空隙加寬，就要特別留意了。老化與肥胖等都有可能造成病變，例如：軟骨變形、關節縫隙變窄甚至是消失、骨刺（Bone spur）等。

許多病變都會出現膝關節內側變窄的內翻變形（膝蓋朝向內側），想要讓雙腿膝蓋靠攏時，內收肌與內旋肌這些位在大腿內側的肌肉，會貢獻相當大的力量。而這些肌肉僵硬的話，雙腳也會很難往左右打開。

接著會進一步對臀肌群產生影響。有漏尿困擾時往往也與這方面的肌肉有關係，男性還可能產生前列腺問題或勃起不全等狀況。但是，大部分的人沒有到很嚴重時往往不會就醫。

事實上，雙腿間距變寬、膝蓋肉往下垂、臀部失去彈性等外表變化，都可以視為身體拉警報了。如欲肌肉回到正確位置，就必須想辦法取回必要的肌力。

年齡增長與步幅的關係

步幅較小的跑者，易出現腳底方面的傷害。

馬拉松跑法分成「高步幅跑法」（相對於身高與速度，步幅較大的跑法）與「高步頻跑法」（相對於身高與速度，步幅較小的跑法）。據說選擇步幅較小的高步頻跑法時，膝蓋以下的骨頭（下腿骨）容易發生「疲勞性骨折」（Fatique fracture）與足底腱膜炎（足底筋膜炎）等。

另一方面，高步幅跑法容易出現的傷害，則是大腿的肌肉拉傷與髖關節損傷。步幅會隨著年齡增長逐漸變窄，是因為腳底彈性變差，往前或往後推進的力量減弱的關係。不常用的肌肉會變得僵硬，要是做出平常沒什麼在做的動作，例如：走更多路、運動了一下等，就很容易一口氣演變成足底腱膜炎，讓人覺得「腳底肌肉痛」。治療方法只有一個，那就是平常多運動。

預防失智症的三大關鍵

老化造成的失智症，已經是值得重視的社會問題。據說只要在日常中留意下列三大關鍵，肯定有助於預防失智症。

①用餐時仔細咀嚼再吞下（增加唾液分泌）

②鍛鍊握力（人體會從手腕與腳踝開始衰弱）

③大步快速行走

①用餐時仔細咀嚼再吞下

牙齒生病、缺牙或錯位的話會如何呢？過度減肥會如何呢？事實上唾液分泌量減少，導致吞嚥能力變差的話，免疫力就會變差，進而容易生病。由於「下巴（下顎骨）」只是懸掛在臉部而已，所以其實很容易就錯位了。平常用餐沒有認真咀嚼，藉此運動下巴的話，臉部輪廓就不會緊實。

②鍛鍊握力

手部的無名指與小指不用力的話，就無法提升握力的數值。從年輕時就長年留長指甲的人握力都會變差，因為指甲長的話就無法確實握拳。指尖發麻的人通常無名指與小指的握力都很差，也很容易有肩膀痠痛的問題。打高爾夫球或網球等的時候，無名指與小指的運用方式也相當重要。

③大步快速行走

想要大步快速行走的話，腳底的彈性就非常重要。足部大拇指根部沒在用力、將體重負荷放在小指側、外側縱弓消失的人，很容易有O型腿的困擾。因為足部的中指、無名指與小指都彎曲拱起，使趾腹按壓在地面的力量不足。

X型腿的人往往只靠腳趾根部的力量在走路，且足部難以做出背屈動作（放鬆躺下時腳背會伸直），從這方面來看，腳趾的趾腹也並未確實提供按壓地面的力量。而踢力弱的人，往往是足部無名指的力量較弱。

由此可知，手腳的無名指力量偏弱是相當常見的，有這種狀況時練起鋼琴也會很辛苦。有種療法叫做「區域反射療法」（Reflexology），按壓腳底特定部位時，就會有相應的身體部位會產生變化，區域反射療法就是用這種理論消除疲勞等。

而手腳的無名指（腹側）對應的反射區就是「耳朵」，從中醫的角度來看「耳朵」與腎臟相關，腎臟衰弱就等於「老化」。此外自古認為手腳無名指是「邪氣容易入侵的位置」，這麼說來，戴婚戒的也是無名指呢！

所以請各位趁早治好膝蓋，讓身體能夠以更寬的步伐快速行走吧！

第 2 章

改善膝蓋痛前的注意事項

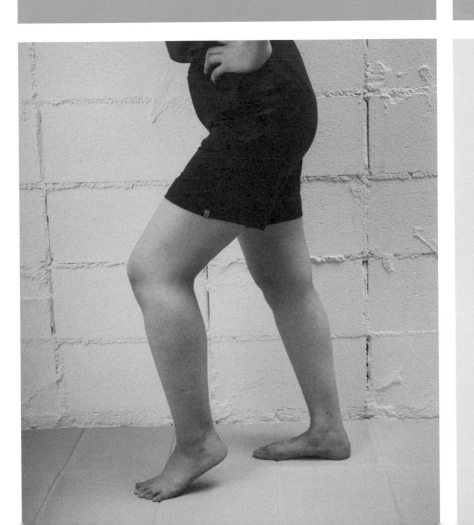

膝蓋痛的根源

膝蓋痛的時候，行動時就會盡量避免用到比較痛的這側膝蓋。如果只是暫時性的休養倒是無妨，要是變成日常動作的習慣時，肌肉就會不斷變弱。長期拖著腳走路、將脊椎彎向單側行動時就會養成習慣，進而成為固定姿勢，演變成姿勢不良（手腳位置或關節角度，會對日常造成障礙）的問題。

要是以為這只是姿勢方面的問題，那就大錯特錯了。神經的出入口就位在脊椎，變形的脊椎骨會壓迫神經，對神經連接的內臟作用造成影響。

確認姿勢是否正確時，不能只看靜態姿勢，還必須看「正確的運動方式」

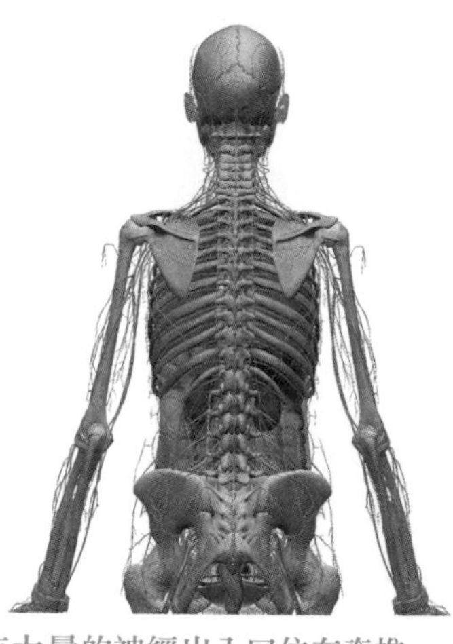

有大量的神經出入口位在脊椎。

以留意身體動態，如此一來，應該就能夠看出平常不太用到哪些肌肉了。

運動方式的改變，會對外型產生肉眼可見的變化。

打造筆直漂亮的雙腿，才能改善膝蓋痛

想要改善膝蓋痛的話，只要強化以前沒有正確運用的肌肉即可。退化性關節炎的高風險族群，原本就沒有好好運用足部與雙腿肌肉，通常都有姿勢不良的問題。

因此我才會表示，打造筆直漂亮的雙腿，是改善膝蓋痛的第一步。只要能夠檢視自己無意識間的壞習慣，找出對膝蓋造成負擔的動作與姿勢，就有助於發現衰弱的肌肉。如果能夠以正確方式運用各處肌肉，就能夠同時獲得健康與美麗。而這裡的第一步，就是要先了解骨盆習慣的運動方向。

檢視骨盆是前傾或後傾

請各位試著想像外國人的模樣。美國、非洲、俄國、巴西、中國、印度、菲律賓、泰國等，是否發現各國都有不一樣的儀態呢？因為從祖先身上繼承到的基因（DNA），會造成民族差異、體格、皮膚、眼睛與頭髮等的顏色、體味、對酒精的耐性等差異。

像日本人的臀部就不像里約狂歡節上的巴西人一樣挺翹有彈性（但是聽說巴西人熱衷於臀部整形），胸部也不像巴西人大得像是要跳出來一樣（據說也不少人是整出來的）。

進一步仔細觀察，也會發現台灣人之間也會有所差異，因為天生骨架不同，骨架也會影響習慣、肌力、關節可動範圍等，而這些都會造成體型上的差異。就算是從事同一項競技運動的人，也會表現得好與表現得不好的人，我認為這方面的差異就源自於是否了解自己的身體特徵。

腹部總是往前突出、臀部總是朝下垂著、頭部總是往前傾倒——這些其實都是當事人才感覺得到的特徵。

O型腿、X型腿、XO型腿、骨盆的方向、脊椎的彎曲狀況等都因人而異，從這個角度來看也可以知道，就算乍看運動方式與他人相同，實際上的肌肉運用方法仍不盡相同。只要運動時能夠留意身體必須動用的肌肉，想必成果也會出現驚人的差異。

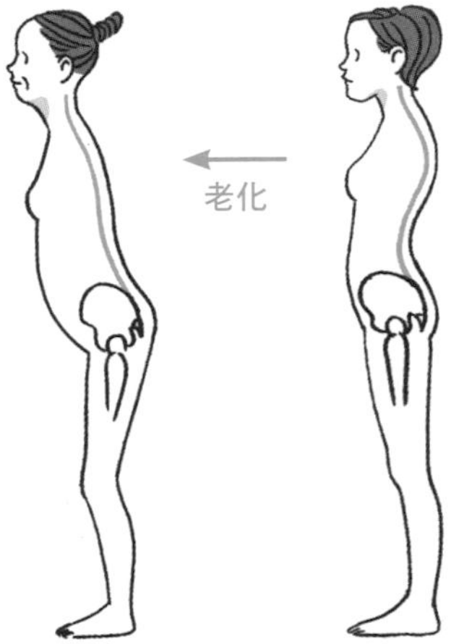

骨盆前傾型。膝蓋與髖關節會隨著年齡增長屈曲，腹部也會出現贅肉。有些人的頸部還會彎曲得猶如肉瘤。

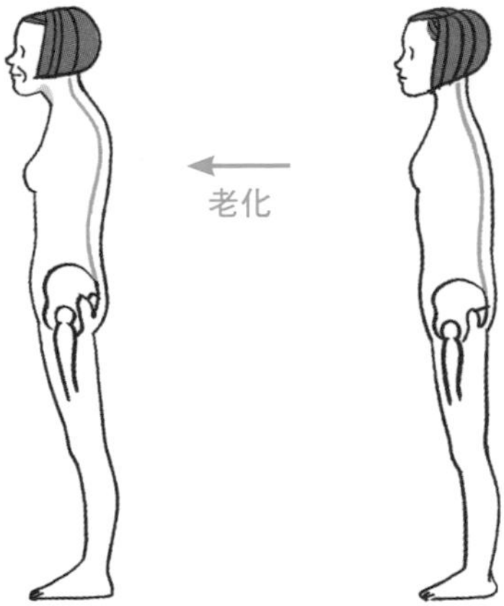

骨盆後傾型。背部會隨著年齡增長拱起、臀部也會更加下垂，腹部的肉感不像骨盆前傾型那麼嚴重。

醫院未說明的緊急處置

先確認「發炎五症狀」

如果你現在就苦於膝蓋痛的話，那麼就請學會運動時應做的基本緊急處置吧。只要熟知處置方法，出狀況時就不會滿心擔憂了。

醫院要應付的患者非常多，所以每個人能夠獲得的診治時間很短，近來甚至會發生僅取得手冊的狀況。

但是實際上到底有多少人會認真閱讀手冊呢？苦於膝蓋痛的人裡面，有大半都是中高年齡層的人，手冊上小小的文字對他們來說肯定難讀又麻煩吧？這些患者肯定想著，只要使用醫師開的貼布、乖乖吃藥，日後復發時再去醫院報到就好了。

這邊要請各位牢記處置方法，因為真的非常重要。

首先，請先確認「發炎五症狀」。瘀青、扭傷、骨折等會造成肌肉急遽伸縮，

發炎五症狀

- 發紅　傷到的部位變紅
- 熱感　傷到的部位燙熱
- 腫脹　傷到的部位發腫
- 疼痛　傷到的部位有痛感
- 功能障礙　傷到的部位不易運動

炎症分成好幾種，膝蓋痛初期會出現的症狀也是炎症。發生急性炎症的話，微血管會擴張使患部血流增加。血液成分會從擴張處的血管流出來，導致組織浮腫，產生「腫脹」。

腫脹帶來的壓力會壓迫患部，刺激體內化學傳導物質「促發炎細胞激素」

（proinflammatory cytokine）進而產生疼痛。如果造成發炎的原因沒有修復的話，這些因素就會合併作用使患部難以運動。接下來要介紹的應對方法，就有助於處置這些狀況。

左邊是要請各位記好的基本緊急處置，就是 RICE。

- Rest 休息
- Icing 冰敷
- Compression 壓迫
- Elevation 抬高

身體出現急性炎症時，只要做好 RICE 處置就有助於減輕疼痛與消腫。

西醫與中醫的思維差異

退化性關節炎引發膝蓋積水，就稱為「膝關節積水」，而這裡的水其實是指滑液（有外傷時就是血液）。

相信有抽過膝蓋積水的人就明白，滑液是稍微黏稠的淡黃色液體。滑液就是關節液，內含玻尿酸與蛋白質，能夠潤滑關節動作，並提供軟骨細胞所需的營養。

雖然平常膝關節只有 1 ～ 3 cc 左右的關節液，但腫脹必須抽水時，抽到 60 cc 以上也不罕見。

西醫已知膝蓋的積水就是滑液，關節內發生某種炎症時，就會產生過剩的水，但是還不知道為什麼會積水。

膝蓋積水時會緊繃並帶著鈍痛感，膝蓋沒辦法彎曲，心情也會很消沉。這時西醫會做的處置是「抽水」。

關節液能夠潤滑膝關節作動，抽水會導致滑液中的玻尿酸跟著減少，因此也會秉持著「也來做個玻尿酸注射治療吧」的心態加以處置。

中醫則將「積水」視為「體內出現炎症（＝著火）」，身體為了冷卻所以將水都聚集在患部」。並認為這是一種身體保護機制，等到患部炎症消除不再需要水時，身體自然會重新吸收這些水分。此外，累積在體內不散的溼氣稱為「溼邪」，身體處於溼邪狀態時，血液循環會停滯、代謝變差，汗水與尿液等水分也無法完全排出體外。中醫認為這就是「溼邪」造成身體發寒的原因，因為身體無法排出的水分會讓身體感到寒冷。

中醫通常會用中藥、穴位療法或食補等處理慢性炎症，但是總覺得這些說明不太易懂，也還有點疑慮。

但是不管怎麼說，發生急性炎症最好的做法就是趁早處理，因此請牢記接下來要說明的正確「冰敷」（Icing）方法，只要理解處置的理由，效果就會更好。

膝蓋發腫積水時先冰敷

發腫積水的時候都必須冷卻，這個動作就稱為「冰敷」。如果有冰敷袋是最方便的了，但是也可以用塑膠袋代替。

將冰塊與水放進冰敷袋後，冰敷袋就會呈 0℃，這個狀態下不怕凍傷，相當安全。想要連患部深處都冷卻而非只針對表面時，效果最卓越的就是攝氏 0℃的冰塊。0℃的冰塊融化成水時所需的能量，具有最佳的吸熱能力。

多數人以為 0℃以下的冰塊冷卻能力更佳，但剛從冷凍庫拿出來的冰塊是 0℃以下，會有凍傷的風險，而冷卻噴霧、冷卻貼布、敷用冷溼布等雖然方便，但效果最高的還是冰水，因此用冰塊與水製成的，溫度剛好在 0℃才是最理想的。

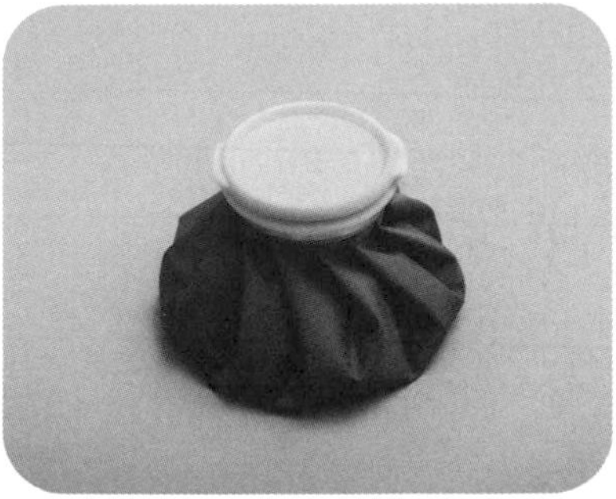

冰敷袋的尺寸五花八門，從 S ～ L 號等應有盡有，而且冷熱兩用。

將冰敷袋抵在患部15～20分鐘，按得夠緊的話還兼具第三項基本緊急處置「壓迫」（Compression）的效果。聽到這麼單純的敘述時，或許會想著：「15～20分鐘就好了啊？」

然而實際去做就會明白，這段時間相當冰冷，會覺得時間很漫長。冰敷期間患部會慢慢失去感覺，除了不再覺得燙熱外，連痛感都會跟著消失。

我很怕冰冷感，所以之前一直沒有嘗試過冰敷，實際嘗試後卻對效果感到驚豔，並了解了冰敷的重要性。

但是冰敷是針對急性炎症的處置，慢性膝蓋痛或熱敷會比較舒服時，就請選擇熱敷。以我自己來說，運動過後會選擇冰敷，再透過日常泡澡、沖澡等邊溫暖不好動的膝蓋，邊努力運動膝蓋，如此一來，關節的可動範圍就會慢慢變廣。尤其是沖澡時邊以熱水沖患部邊做動作，不僅能夠改善膝蓋問題，對肩膀、頸部、背部與腰部也很有效，這讓浴室頓時也變成復健的場所。

需要冰敷的原因

必須冰敷的原因，首先是預防二次傷害。細胞膜或微血管受損後，從中流出的細胞液、血液累積在細胞內時，就會壓迫周遭的微血管，阻礙血液流通。如此一來，就沒辦法將營養與氧氣輸送到周遭的細胞組織，長期維持這個狀態時，未獲得供給的細胞就會逐漸壞死。

冰敷患部有助於減緩局部運作，進而減少傷處流出的細胞液與血液。再加上冰敷降低了該處細胞新陳代謝，因此細胞活動所需氧氣與營養量也比較少。此外患部腫脹、發熱、出血的時候，冰敷也有助於避免二次傷害。

此外冰敷有助於麻痺感受疼痛用的神經，減弱傳達到腦部的痛感。

肌肉或關節疼痛時，患部會將痛感傳輸到腦部，腦部就會對患部周遭組織下達「使肌肉硬直」的指令，稱為「肌肉痙攣」（Muscle spasm）。肌肉痙攣會強化痛感，甚至引發更嚴重的肌肉痙攣。疼痛如果放著不去處理，就會越演越烈，這就是身體實際發生的生理機制。

藉冰敷及早麻痺感覺痛的神經，能夠弱化傳達到腦部的痛感，將肌肉痙攣抑制在最低程度。

近年發現運動前的冰敷也很有效緩解膝蓋痛。

膝痛發腫嚴重時，立即暫停劇烈運動

日文用來形容「疼痛」的詞彙，似乎非常地多。包括麻痺似的疼痛、電到般的疼痛、針刺般的疼痛、火燒般的疼痛、脈動式脹痛、撕裂般的疼痛、鈍痛、悶痛、撞擊似的疼痛、斷裂似的疼痛、間歇性疼痛等。

其中急性時的疼痛或嚴重發腫時，最好的做法就是馬上休息，等腫脹與熱感緩和、患部能動的時候，就要儘早動起來，否則等到肌肉僵硬就更不好了。有時膝蓋痛也可能是三十年前的輕微扭傷造成的。曾經以為兩三天就痊癒的扭傷，其實導致韌帶被拉長卻沒有自覺，事後也沒有增強周遭的肌肉，於是就在某天對步行產生影響，最後連帶影響到膝蓋與髖關節。而這樣的案例可說是層出不窮。

雖然受傷時嚴禁強行運動，但是完全不動的話也會讓肌肉廢掉。

「唯有使用肌肉才能促成肌肉發達，並維持肌力。足部弱化的一大要因，就是該處肌肉的運動量不足。」

這是《肌肉測試與功能：姿勢與疼痛》（Muscles: Testing And Function With Posture And Pain）中提到的一段話。本書的作者佛羅倫斯·彼特森·肯德爾（Florence Peterson Kendall），曾任約翰·霍普金斯大學（The Johns Hopkins University）護理系講師、美國陸軍軍醫長官顧問等。

但是只有鍛鍊肌肉，並非克服疼痛的正確答案。

唯有留意「該動用哪些肌肉」才能夠消除疼痛。

請各位稍微改變視角，動動自己的身體吧。

想以一己之力克服膝蓋痛，就必須先了解自己的身體屬於哪一型（參看79頁）。

小單元2

與膝痛相關的疾病

大多數的膝蓋痛只要及早正確運動就能夠改善，有些病名看起來就像疑難雜症，但是其實只要適度的運動仍然可以改善。

這邊要介紹幾項會造成膝蓋痛的疾病。

- **退化性關節炎**（好發於女性，愈高齡愈難治癒，有時可能需要動手術）
- **半月板損傷**（無法改善時就必須動手術）
- **膝蓋韌帶受傷**（如果是前十字韌帶就幾乎都要動手術，復健約需三至六個月）
- **剝離性骨軟骨炎**（Osteochondritis，好發於男性，容易出現在青少年期）
- **奧斯戈德氏病**（Osgood-Schlatter's Disease，成長期暫時性疾病）

- **運動造成的膝蓋慢性傷害**（過度鍛鍊等造成的，需要做伸展運動與冰敷），包含：
  股四頭肌肌腱附著部炎（跳躍膝）
  膝蓋肌腱炎（跳躍膝）
  鵝掌滑囊炎
  髂脛束症候群（跑步膝）
- **膝蓋骨脫臼**（動手術的話通常需要3～6個月的恢復期）
- **腓骨神經麻痺**（手術或藥物治療、物理治療等）
- **O型腿、X型腿**（有時可能是疾病造成的）
- **膝關節扭傷**（手術或藥物治療、物理治療等）

這些都是膝關節內或周邊的疾病，就算動手術也必須搭配復健運動，在意的人可以試著查詢相關資料。

另外還有其他會使身體各處疼痛的疾病，這裡也想順便介紹一下。

● **肌痛性腦脊髓炎**（慢性疲勞症候群，Myalgic Encephalomyelitis），症狀包括：

極度疲勞
微熱、頭痛
疼痛（肌肉疼痛、關節疼痛）
專注力或記憶力變差
體溫調節有問題
睡眠障礙
對聲音或光線敏感
自律神經問題
免疫問題

這些症狀維持6個月以上時，就很有可能是肌痛性腦脊髓炎。罹患肌痛性腦脊髓炎時，原本很有精神的人，可能會突然疲憊到對日常生活造成阻礙。詳細發病原因尚未究明，所以還沒有明確的療法。雖然會造成運動失調、步行障礙、姿勢性低血壓（orthostatic intolerance），但是外表看起來很健康，所以很難取得他人的體諒，往往會認為「只是怠惰了」、「心理生病了」等。此外也無法找到提供診治的醫師，相關醫療與福祉制度也不完善，讓肌痛性腦脊髓炎的患者相當辛苦。現階段醫療上能做的，就是為患者對症下藥。

● **纖維肌痛症**（Fibromyalgia）

接受一般檢查都找不到明顯的異常，但是身體全部或局部卻會有強烈疼痛。這種慢性疼痛會長久持續，進而妨礙日常生活，引發身體僵硬、睡眠問題、憂鬱等症狀。纖維肌痛症會產生的痛感，可能遊走身體各處。或是全身都感到疼痛，有時是手肘、膝蓋與手指等所有關節悶痛，有時光是觸碰皮膚這種一般人不覺得痛的壓力，都會讓他們感到疼痛。

目前認為是腦部的機能障礙，會建議及早發現、及早治療，藉此減輕症狀。纖維肌痛症在一般血液檢查或是影像檢查下無法發現異常，所以會依據各方面的診斷嘗試不同療法。

● 腦脊髓液滲漏（CSF leak）

腦脊髓液從腦部腔室中滲漏，引發頭痛、眩暈、耳鳴、倦怠等各種症狀，有時也會出現反胃、嘔吐、對強光感到不適或疼痛、後腦杓疼痛、身體僵硬、視覺異常、聽力障礙，好發於四十歲左右的女性。近年就因知名女演員米倉涼子宣布自己罹患腦脊髓液滲漏，讓人們開始重視這種疾病。

以上這些疾病有少數案例，會造成膝蓋疼痛。所以身體不適時，請針對症狀逐一查詢。

並且請各位切勿忘記，大部分的膝蓋痛都能夠靠運動改善。

第 3 章

改善膝蓋痛的原則與 3 大鍛鍊

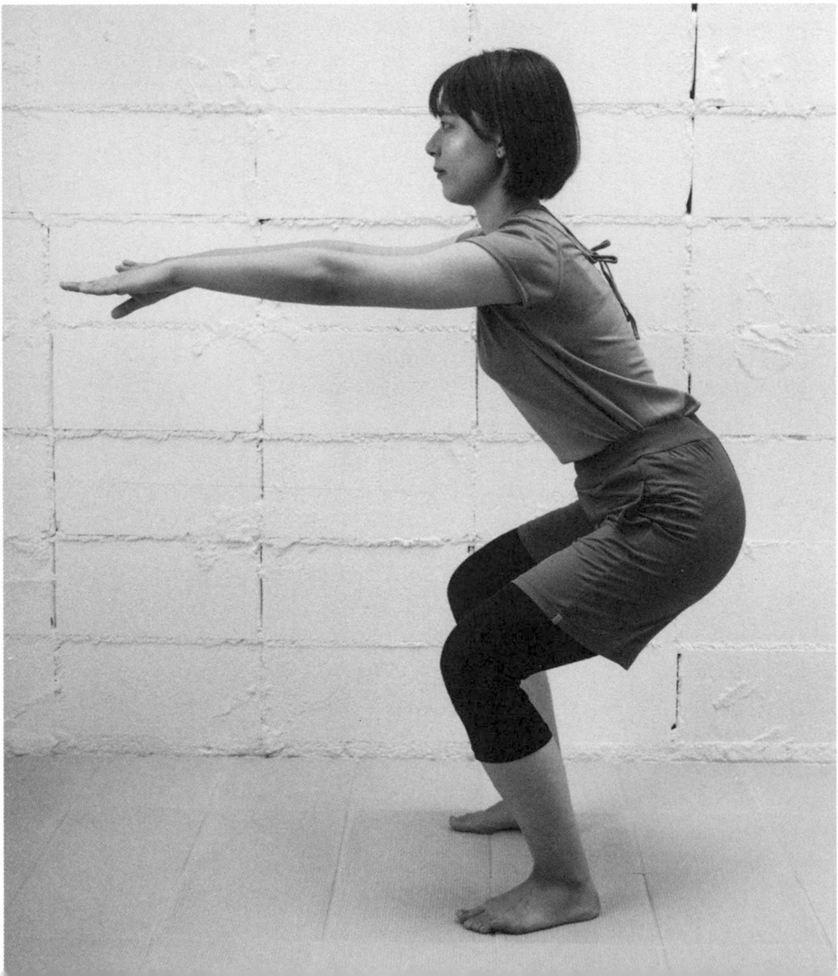

正確使用身體，消除膝蓋痛

我的膝蓋痛惡化時，不管做什麼、無論怎麼動都會疼痛，不禁開始思考何謂正確的「身體活動方法」，於是我開始著重於腳趾運動方法。

這時發生了「讓疼痛瞬間消失」的「事件」。

雖然我的膝蓋很痛，但我還是去了東京迪士尼海洋。我在園區內遇到僅僅三階的階梯，卻不由得膽怯思考：「會不會痛啊……」頓時覺得自己很悲哀。

去過的人應該明白，搭乘遊樂器材後要下來時的動作，會讓膝蓋很不舒服。當時的高低差讓我痛得喉頭發出「唔！」的呻吟聲，簡直就像地獄一樣。

但是我搭乘「印第安那瓊斯冒險旅程」之後，膝蓋卻不痛了，讓我非常訝異。我努力思考自己到底做了什麼樣的動作，結果總算想到了。

那就是讓身體後側用力。

搭乘會上下左右搖晃的雲霄飛車時，會邊尖叫邊做出一個動作，那就是「足部用力踩在地板」。當時的我髖關節彎曲、膝關節彎曲、踝關節彎曲，後腳跟會用力拉扯臀部。再加上過程中會搖晃，所以會在膝蓋用力的情況下往左右扭動，有時也會有上下晃動的時候，因此會動用到腹肌。

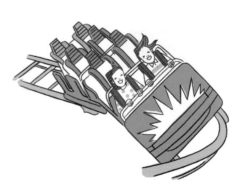

沒想到遊樂園的雲霄飛車竟然能夠治好膝蓋痛！到底是哪個動作起到作用呢？

欲預防膝蓋痛，就請喚醒沒在用的肌肉

此外我也意識到「用力踏住地面的行為，會用到身體後側的肌肉」。我仔細思考自己的身體，發現有「踢力」很弱、姿勢「前傾」的問題。大腿形狀甚至讓人感

受不到膕繩肌（下肢後方肌肉的總稱）的存在，所以才會引發膝蓋痛。這讓我深刻體會到，只要強化這些部位的肌肉就能夠消除膝蓋痛。

膝蓋疼痛、髖關節與膝蓋彎曲、腰腿無力時會發生什麼事情呢？

首先會無法跨大步行走。無法跨大步行走時，腳底的踢力就會變弱，髖關節也會無法往後伸展。持續惡化下去的話，就會不禁想抓著東西走路。

抓著東西走路會使身體進一步前傾，長久持續的話就愈來愈無法鍛鍊到身體後側的肌肉，最終會難以光憑雙腿站立。

想要避免膝蓋疼痛的基本方法，就是喚醒沒在用的肌肉。

特別容易膝蓋痛的人，通常都沒用到身體後側肌肉，僅憑容易使用的肌肉運動身體，而這樣的習慣就會反映在雙腿上。雖然腿形也與遺傳有關，但是足部與腿形仍會受到長年身體用

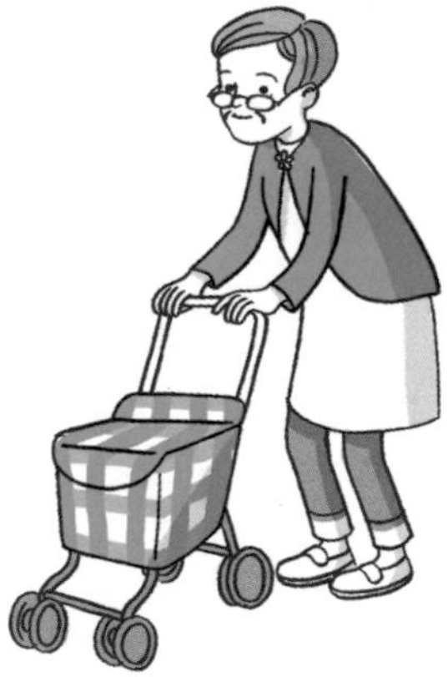

膝蓋、髖關節彎曲，肩膀抬高且頸部往前傾倒。

方式的影響，甚至會逐漸變形。

我長年觀察他人的雙腿並加以研究，現在只要看腿就能夠判斷對方的上半身體型。

雖然腿形細分起來五花八門，但是大致上可以分成兩種，即是骨盆前傾型或骨盆後傾型，或者是比較偏向兩者其中之一。

骨盆的斜度與脊椎彎曲持度，會表現出運動身體時的肌肉使用方法。維持錯誤的運用方法幾年甚至是幾十年，會使沒用到的肌肉衰弱，然後攣縮，並逐漸變得僵硬。有時可能會出現縮短或是病態萎縮。

無論是前傾型還是後傾型，肌肉都會隨著年老而衰弱，導致「膝蓋痛」、「髖關節痛」、「腰痛」等症狀，此外也會伴隨著「肩膀痛」與「頸部痛」。

所以喚醒長年沉睡的肌肉、打開神經迴路，讓所有肌肉同心協力運動身體，就有助於消除「痛」。

喚醒肌肉的關鍵，就是用身體後側施力。

強化肌肉的「伸縮」

肌肉收縮方法種類繁多，這邊以比腕力為例：

- 佔優勢者的肌肉是僅有收縮的「向心收縮」（Concentric）。
- 佔劣勢者的肌肉則是同時收縮與伸張的「離心收縮」（Eccentric）。

收縮的同時伸長，或是在伸展的狀態下收縮——事實上，比腕力的時候「佔劣勢者」的肌肉運用方式，才有助於肌肉緊實並增強。

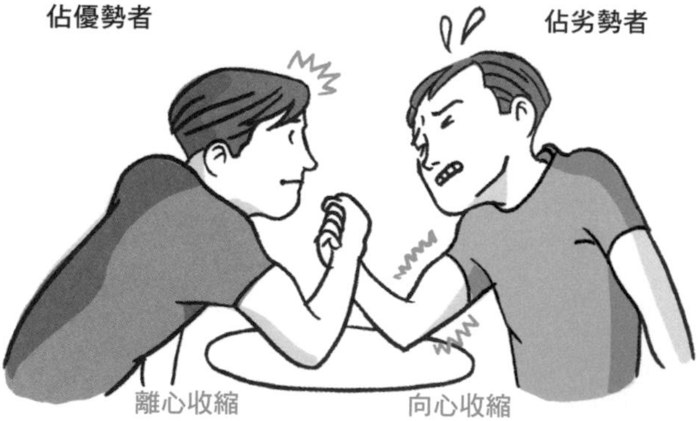

以比腕力時佔劣勢者的方式用力，有助於緊實並增強肌肉。

肌肉當然還有其他收縮模式，不過為了避免患者混亂，我的診所將其命名為「縮伸」。

接下來要介紹的所有動作，都是從這個思維出發。

例如「腹部」也是「縮伸」。

也就是說，「在縮小腹的情況下伸展」。

光是這樣就能夠在很短的時間內，使腰線更加緊實。

接下來終於要介紹治療膝蓋痛的【原則】與三項【鍛鍊】，光是掌握這些關鍵就能夠大幅改善，所以請務必嘗試。

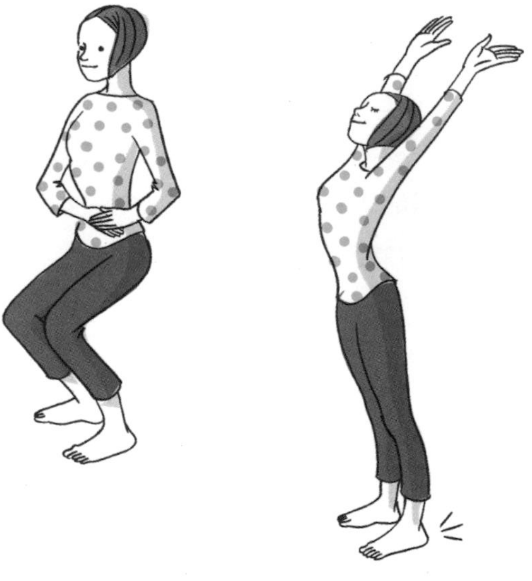

重點在於「在縮小腹的情況下伸展」，而非「反折腹部」。

小單元 3

長者不耐搖晃

自從膝蓋痛之後，我了解到許多事情。

搭乘搖晃的電車時，常常會有人撞過來，其中多半是老年人。想必是因為衰退的肌力無法支撐身體所致，但是究竟衰弱的是哪部分的肌肉呢？

有處肌肉叫做「股薄肌」（Gracilis muscle）。

股薄肌是連接髖關節與膝關節的雙關節肌，與膝蓋內旋、屈曲的動作有關。

- 跪坐
- 走在直線上
- 雙腿交叉

除了這些日常動作外，還有：

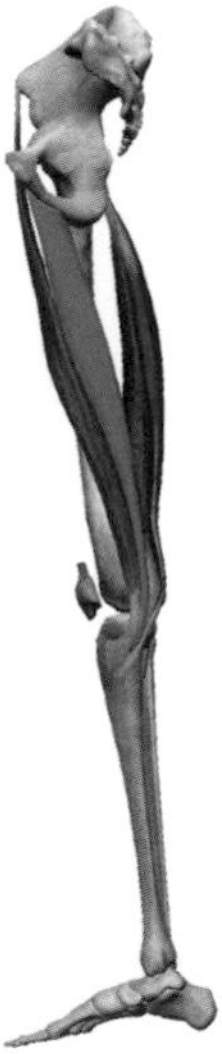

膝關節內旋、屈曲時用到的肌肉

股薄肌

- 髖關節內轉、膝關節內旋及屈曲的輔助。
- 位在大腿最內側的體表下方，能夠摸得出來。
- 將大腿往側邊抬起時，能夠清楚看見肌肉的起點。
- 內收肌群中唯一的雙關節肌。
- 終點的形狀和半腱肌、縫匠肌一樣，都呈現鵝掌形狀。
- 跪坐、走在直線上、雙腳交叉等動作都會用到的肌肉。

- 足球的側踢
- 跨欄動作
- 騎馬時用雙腿夾住馬的動作

股薄肌的力量在騎馬運動中，也是不可或缺的。

畢竟股薄肌的內轉意指「雙腿從張開到合併的動作」，而騎馬時用力合緊雙腿時會用到的肌肉，也會對「腰部迴轉」產生影響。

這裡就有個問題了，那就是「腰部迴轉」是指什麼？各位或許聽過高爾夫球教練說「旋轉腰部」，或是網球教練說「不要用手臂打，要用腰來打」。

但是其實腰骨（腰椎）幾乎無法旋轉，能轉動的角度只有五度左右而已。扭轉身體時，主要轉動的是「骨盆」、「胸骨（胸椎）」。而旋轉骨盆時需要的肌肉，則有臀部肌肉、使髖關節內轉的肌肉。

也就是說，待在搖晃車廂內或是人潮洶湧時，想要避免撞到他人，就必須在瞬間同時做出「膝蓋迴旋」與「腰部迴轉」。這時連接骨盆與股骨的臀部與大腿內側肌肉，就格外重要了。

在這種情況下要「迴轉」（pivot）或是換方向時，都需要膝關節的迴旋，但是這對膝蓋痛的人來說卻非常痛苦。但是學會調整對髖關節與踝關節施加的力量，能夠幫助整體運動機能更加流暢。而且不只如此。

想要瘦腰同樣需要用到內收肌。

只鍛鍊腹直肌（就是有名的六塊肌）是無法達成效果的。

以女性來說，透過迴旋腹部的動作鍛鍊斜

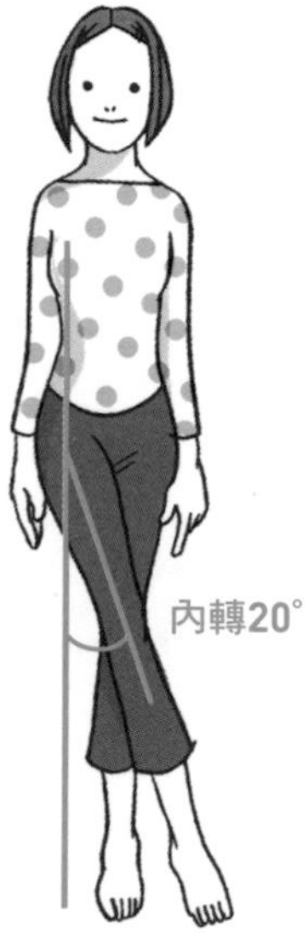

髖關節內轉用到的肌肉

內收大肌

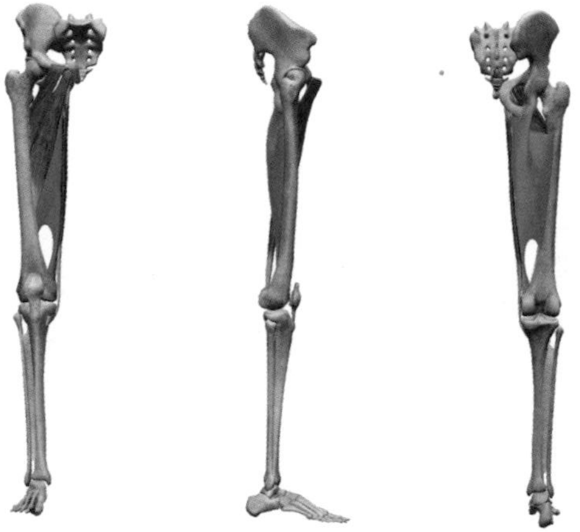

向的腹外斜肌、腹內斜肌等，就能夠打造出腰線了。如75頁所述，在縮小腹的情況下伸展腰部並轉動，也就是所謂的「縮伸」動作，就能夠打造出精實的腰線了（背部線條亦同）。

X型腿的人常見的腰椎過度前彎（腰部往前挺）症狀，要是在腰部往前挺出的狀態迴旋必定會傷到腰部。迴旋時只要腹部稍微用力，通常就能夠避免腰痛，所以運動時請試著留意腹部吧。如此一來，就能夠在鍛鍊膝蓋的同時，打造出線條漂亮的腰部。

【原則】判斷骨盆為前傾或後傾

後腳跟著地蹲下的測試

首先請確認自己能否在後腳跟貼地的情況下蹲下。

成功蹲下了嗎？

- **成功蹲下的人，代表能夠將臀部往下壓。**
- **蹲下失敗的人，代表無法將臀部往下壓。**

將臀部往下壓這個動作，會讓骨盆「後傾」。

蹲不下去的人，則代表骨盆一直保持「前傾」。

測試

①雙腿腳踝併攏，腳尖稍微外開，朝著前方站立。

②後腳跟貼地的狀態下蹲下。

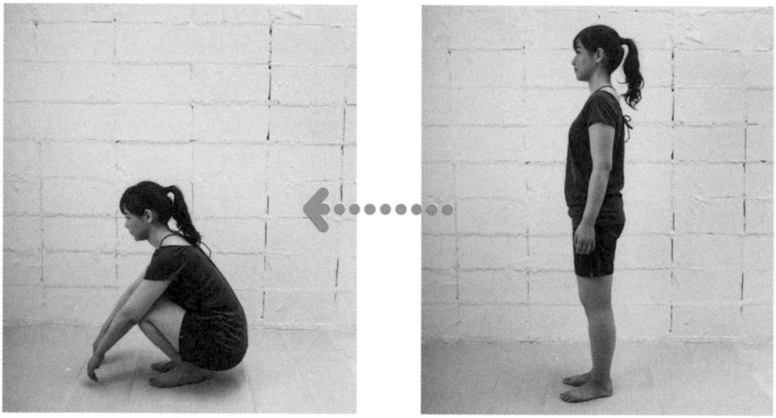

能蹲下，表示臀部能下壓。

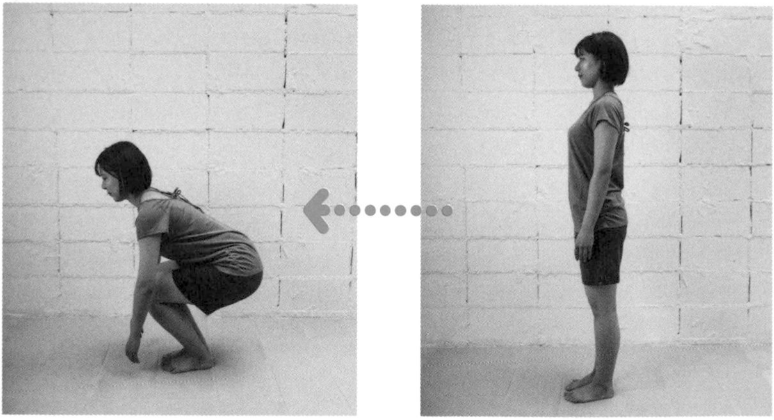

蹲不下去，表示臀部無法下壓。

我觀察人們的腿部已經五十多年，這邊恕我以獨斷的方式，將來院診治身體困擾的人分成下列類別：

- **蹲得下去時的常見困擾**（骨盆後傾方面的困擾）

O型腿、下半身肥胖、腿粗、膝反屈、膝蓋痛、胸部小、臀部形狀下垂、大腿根部太粗、姿勢不良、血液循環不佳、身體冰涼、背部肌肉較弱、漏尿。

- **蹲不下去時的常見困擾**（骨盆前傾方面的困擾）

腹部肥胖、背部肥胖、膝反屈、大腿前側粗壯、小腿粗壯、腰痛、下巴與頸部鬆弛、頻尿、漏尿、後頸肉肥胖、看不出腹肌、身體發熱卻覺得冷、膝蓋痛。

困擾程度依當事人生活習慣、肌肉品質、運動方式、運動能力等條件而異，無法一言以蔽之，但是如前所述，光看腿部狀況就能夠看出上半身的狀態，也可以推測出年長者年輕時的體型。相反的，從年輕人的腿部狀況也能夠推測未來的發展。

蹲不下去的人以X型腿的人居多，雖然很少人對X型腿本身感到困擾，但是X型腿卻會發展出其他問題。

X型腿的人通常屬於骨盆前傾，這是歐美、南美、非洲人常見的體型，聽到這些地區的人身體有疼痛問題，多半出現在腰部與背部時，令我不禁驚呼：「果然如此！」

X型腿與O型腿都會造成「膝蓋痛」，但是源自於O型腿的膝蓋痛卻特別多。此外肌力隨著年齡增長衰退時，無論是哪一型的腿，都會發生雙膝間距變寬的狀況，因此建議及早了解自己的類型並施以相應的處置。

請各位在執行改善膝蓋痛的運動時，也別忘了下列關鍵：

- 骨盆後傾型的人不管做什麼運動，都要抬起臀部並挺胸。
- 骨盆前傾型的人不管做什麼運動，都要記得下壓臀部並縮小腹。

「臀部的抬起或下壓，具體來說到底要怎麼做呢？」有此疑問的人，請先將雙手扠在腰部動動看。當然膝蓋痛到蹲不下去的人，不必勉強嘗試也沒關係。總之，請藉此判斷自己的類型，並當作運動時的參考依據吧。

那麼接下來要進一步說明原因。

檢查自己的蹲姿

沒辦法從雙腿併攏的站姿，在後腳跟著地的情況下直接蹲下，是因為阿基

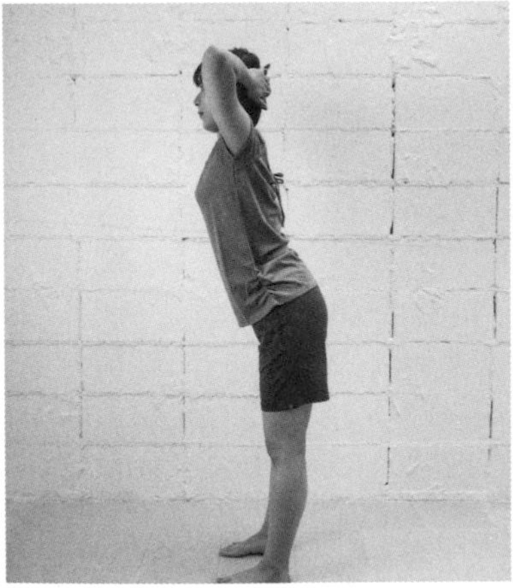

骨盆前傾。

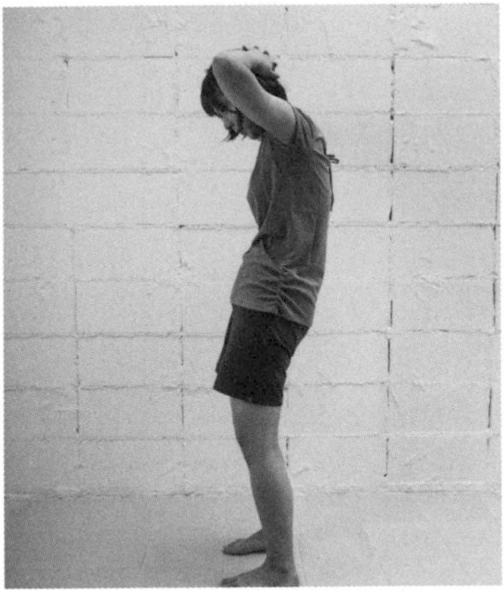

骨盆後傾。

里斯腱太硬無法伸展的關係。這也是原因之一，但是有些人儘管阿基里斯腱沒問題，卻仍然蹲不下去。

做出「蹲下」的動作時，膝蓋與髖關節都要彎曲（屈曲），其實這時與髖關節與膝關節配合的肌肉，都會拉展（伸展）關節，也就是會發生在縮起的同時伸展的「縮伸」。

伸展髖關節的肌肉以臀部肌肉——臀大肌為主，然後才是大腿後側的膕繩肌，此外也會用到大腿內側的肌肉。

伸展膝關節時的肌肉則以大腿

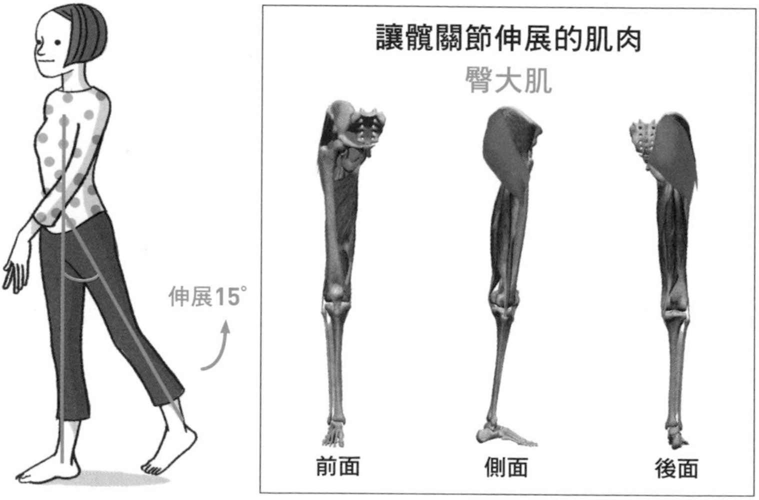

伸展髖關節的肌肉以臀大肌為主（臀部的肌肉）。

前面的股四頭肌為主，其他會用到的肌肉也都在大腿前面。

也就是說，沒辦法在後腳跟貼地的狀態下蹲下時，代表這些肌肉「僵硬」。

「這樣有什麼不好嗎？」、「不是很多西方人也沒辦法這樣蹲嗎？」談到這裡，總覺得可以聽到這樣的抗議聲。一般來說苦惱於腹部贅肉的人，特別蹲不下去，但是這並不是因為腹部贅肉造成的。

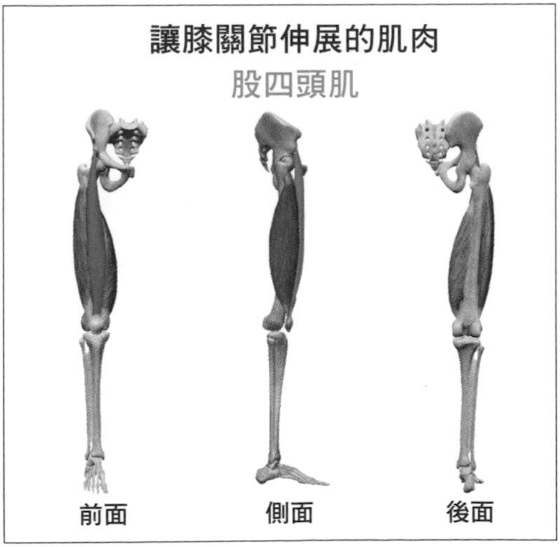

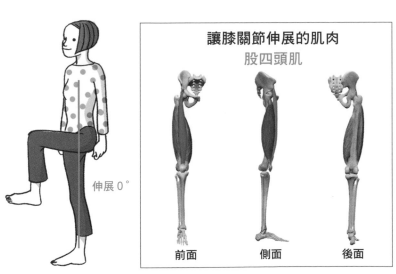

伸展膝關節的肌肉以位於大腿前側的股四頭肌。

腹部肥胖者不擅長下壓臀部

這個「蹲下」的動作與骨盆、腰椎（腰骨）的動作息息相關。

通常人類脊椎的生理彎曲狀態就是兩個S字組成，彎曲弧度因人而異。

- 頸部骨頭（頸椎）有7塊，為前彎
- 胸部骨頭（胸椎）有12塊，為後彎
- 腰部骨頭（腰椎）有5塊，為前彎
- 薦骨1塊、尾骨1塊，為後彎（尾椎是由3～5塊尾骨組成）

既然有人彎曲弧度很大，也有人像我一樣幾乎平坦。

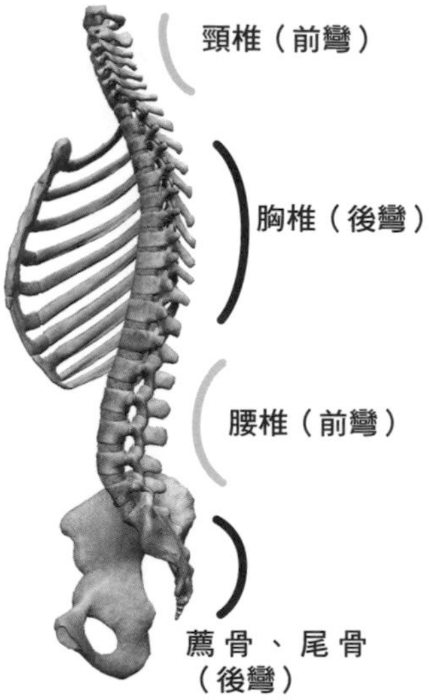

脊椎是由兩個S字組成生理彎曲，分別是在頸部前彎、胸部後彎、腰部前彎、薦骨與尾骨後彎。

「蹲下」這個動作會使髖關節大幅屈曲，而骨盆後傾時會讓原本前彎的腰椎變成後彎，比較淺顯易懂的說法，就是「臀部位置比較下垂」。只要試著雙手扠在腰上蹲看看，就能夠明白腰骨是往後側後彎的。

蹲不下來的人就是沒辦法讓腰椎後彎、骨盆後傾（下壓臀部）的意思，從80頁的照片可以看出臀部還是抬高的狀況，腰部也呈現在往前挺出的狀態。這就是西方人常見的骨盆前傾骨骼。

與骨盆相連的肌肉（骨直肌、縫匠肌、恥骨肌等）收縮時，就會拉扯骨盆導致骨盆前傾。幫助髖關節屈曲用的肌肉——髂腰肌（腰大肌＋髂肌的總稱）縮短的話，也會造成骨盆前傾。

能夠幫助我們避免這種情況發生的，就是腹肌。腹肌的力量會隨著老化衰退，所以上了年紀後就漸漸無法維持骨盆後傾的狀態。

腹肌具有讓骨盆後傾、維持腹部平坦的功能，還可以緩和對腰部造成的負擔，所以反過來說，腹肌力量不足就無法保持骨盆後傾，腰部也會承受比較大的負擔。

「蹲下」這個動作看似微不足道，然而也有很多腹肌缺乏力量的人，很容易感到「腹部不適」。事實上，不先了解自己的骨盆方向，無論做什麼運動都很容易白費工夫。

身上有O型腿常見的脊椎平坦、骨盆後傾、臀部抬不高等問題的話，在執行我介紹的所有運動時，都切勿忘記「做運動時要稍微抬高臀部、挺起胸部，以擴胸的方式進行」。相反的骨盆前傾者就別忘了「做運動時要下壓臀部、收起腹部」。這邊再重申一次：

- 骨盆後傾型不管是做什麼運動，都要稍微抬起臀部並挺胸。
- 骨盆前傾型不管是做什麼運動，都要稍微下壓臀部並收起腹部。

只要正確運動到肌肉，就是正確的姿勢。所以做運動就從正確運用肌肉開始，有時候對自己來說有點困難、不舒服的姿勢，才是正確的姿勢，在這種狀態下運動的話，有助於讓神經迴路正常運作。

【鍛鍊1】打造抬起腳心的力量

身體後側用力能減少膝蓋的負擔

首先張開腳趾讓腳底呈拱狀（103頁會詳細說明）確認一下。

❶讓雙腿的腳踝貼在一起，腳尖稍微外開並朝向前方站立。

❷五根腳趾全部像猜拳出布一樣撐開後抬起離地（腳趾根部要貼在地板），腳趾不能彎曲，並維持伸展的狀態。

❸執行②的時候，要特別張開大拇趾與小趾，並從腿部外側用力，讓雙腿從腳踝至大腿根部都毫無間隙地密合（要注意不要變成內八）。

這邊要特別讓小腿肚、大腿後側、臀部用力，接著再確認腳心、整個足弓是否抬起。另外要注意的是，頸部往前傾的話就沒辦法讓身體後側施力，所以請抬頭看著前方。

④小腿肚、大腿後側、臀部繼續用力，在抬著足弓的狀態下慢慢放下腳趾。

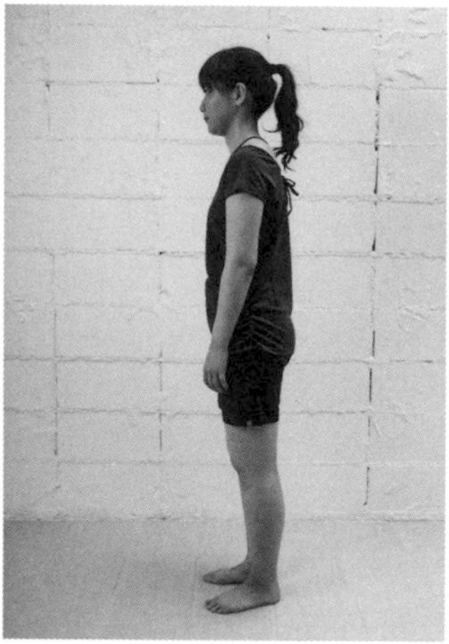

①面向前方站立。

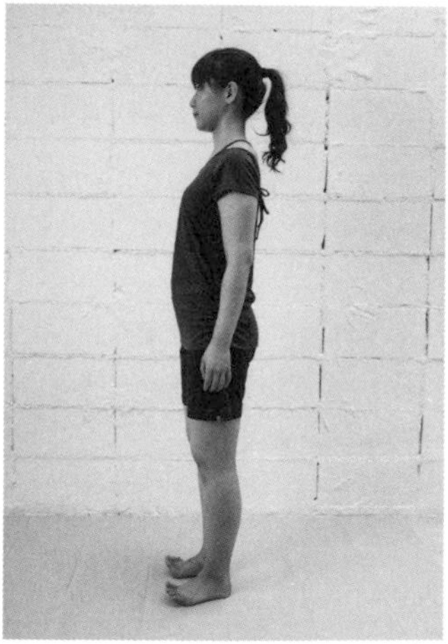

②張開腳趾後抬起離地（腳趾根部要留在地面），接著抬高足弓（腳心）。

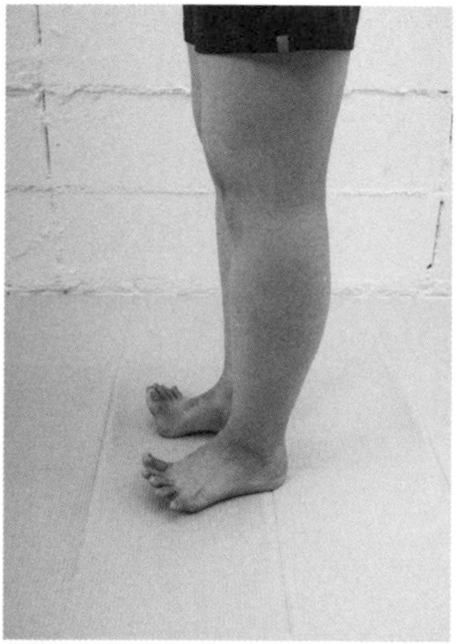

③以撐開大拇趾與小趾的方式抬起腳趾。

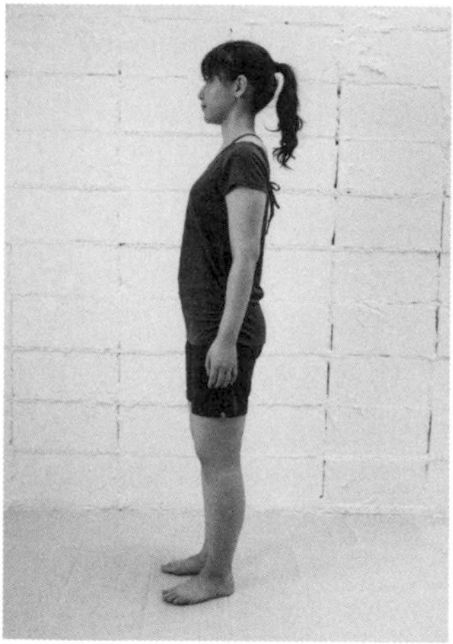

④維持抬起足弓的狀態，慢慢放下腳趾。這時請留意與右上方①照片的差異。

膝蓋痛的原因之一，是將體重都壓在膝蓋造成的。在前傾（常見於O型腿）、經常彎曲膝蓋（常見於外八）等姿勢下行動時，會對膝蓋造成額外的負擔。所以只要盡量以身體後側（小腿肚、大腿後側、臀部）施力的話，就能夠大幅減輕對膝蓋造成的負擔。

那麼接下來就進入實踐篇吧。

抬起腳趾，站起坐下

從椅子上站起・坐回椅子

請先坐在椅子上，並在抬高所有腳趾的狀態下站起（如下方的圖①與圖②），如何呢？相信會發現膝蓋沒有那麼痛了吧？因為這種起身方式，用到的是身體後側肌肉，大幅減輕了對膝蓋的負擔，膝蓋自然也不會那麼痛了。也或許是因為活絡了身體後側的神經迴路，所以就感受不到膝蓋的疼痛了。

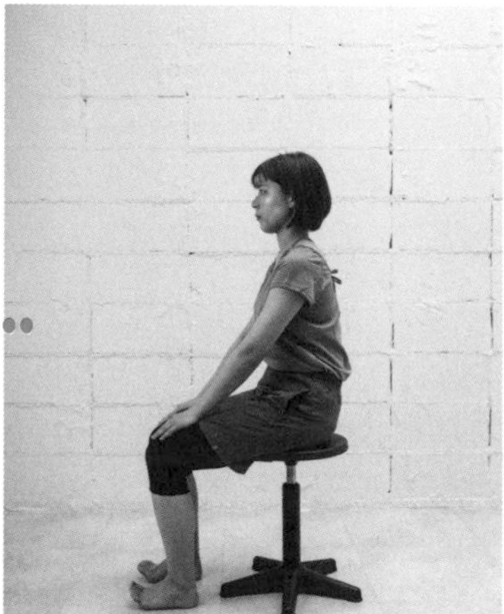

①抬起腳趾。

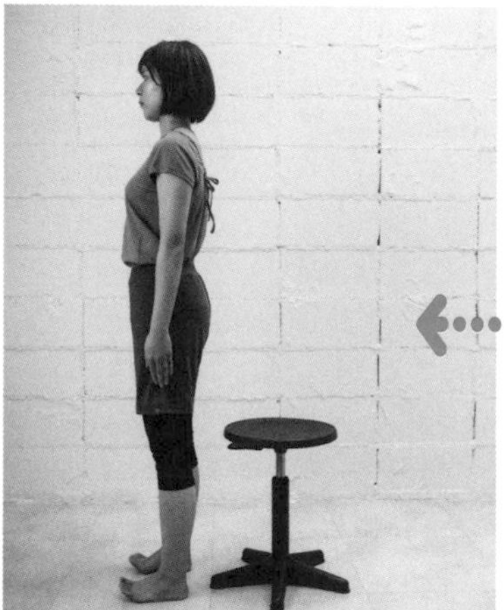

②站起時後腳跟、小腿肚、大腿後側與臀部要用力。

接著嘗試以後腳跟壓住地面的方式起身，這時應該會注意到大腿後側（膕繩肌）與臀部都用力了。想要加強鍛鍊的話，就用力貼合雙腿的腳踝，這時身體後側的肌肉就會更加用力了。

接著嘗試相反的動作，坐下站起（下方的圖①與圖②）。同樣要抬起所有腳趾，將重心放在後腳跟慢慢坐下。是否能穩穩地坐下了呢？

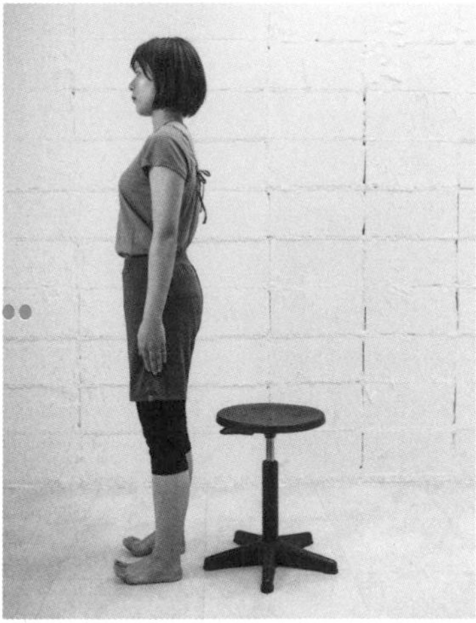

①坐下前先抬起腳趾。

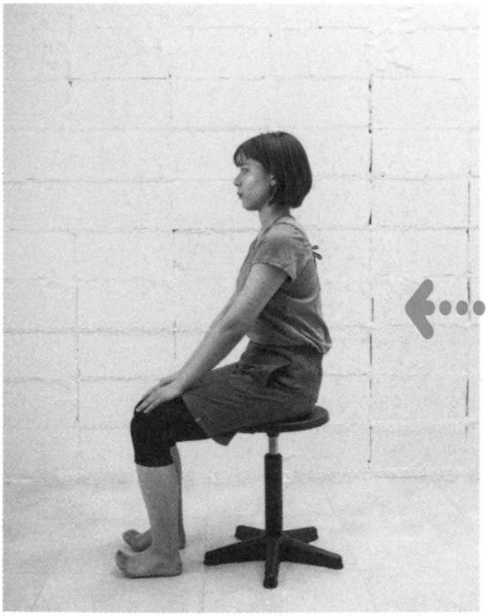

②成功以身體後側肌肉施力坐下。

低矮椅子的起身與坐下

先坐在低矮的椅子等上面，再以抬起腳趾的狀態起身（參看下圖的①與②）。對膝蓋會痛的人來說，這種低於一般椅子的高度更具難度對吧？但是日常生活像是浴室等卻很常出現。

在膝蓋稍微張開的狀態下抬起臀部，也會有不錯的效果，而且姿勢也會更加穩定。這時握著東西輔助也無妨，因為目標是了解什麼樣的動作不會對膝蓋造成負擔，因此

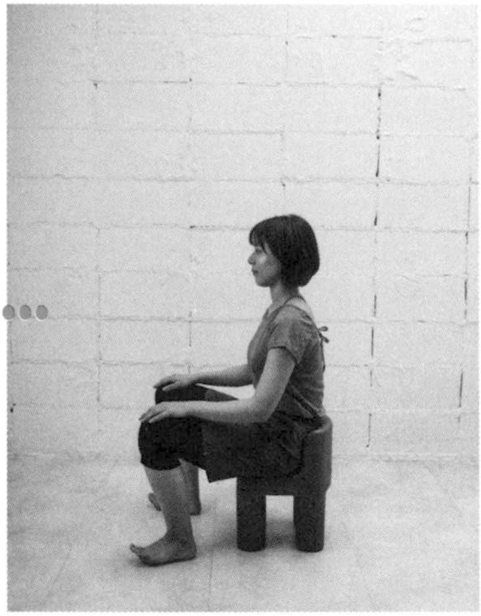

①坐在低矮椅子時，同樣要撐開腳趾，這時膝蓋稍微張開的話姿勢會穩定許多。

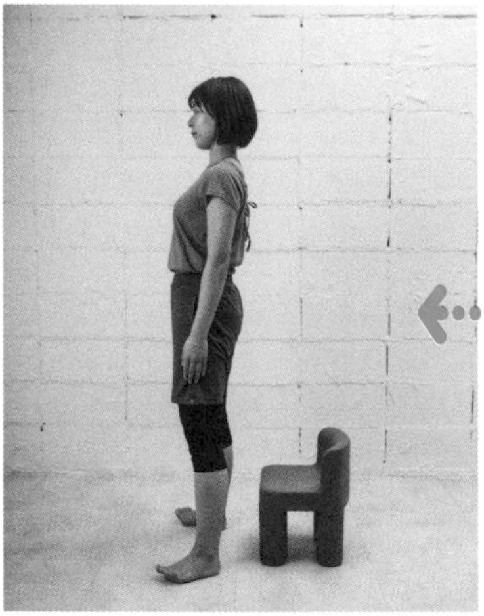

②站起時，後腳跟、小腿肚、大腿後側與臀部要用力。

在能力範圍內進行即可。

請各位按照【原則】（79頁）確認後，執行時骨盆前傾型請下壓臀部，骨盆後傾型則要稍微抬高臀部。

接著執行相反的動作，坐回低矮的椅子上。稍微張開膝蓋，並抬高所有腳趾以便身體後側失力，然後緩緩坐回椅子上。這時的難度高於坐回一般椅子時，所以執行時請找東西扶著。椅子愈低，訓練效果就愈高。至於從地板站起來的運動，請參照【運動4】（163頁）說明。

這是讓身體後側自動施力的方法。這裡進行「縮伸」的是腳底，將體重施加在腳底可以促使施力，抬起腳趾則有助於伸展腳底，這時再張開腳趾則可提升效果。膝蓋疼痛程度輕微時，只要這麼做就有機會及早治癒。

膝蓋腫到無法跪坐或是膝蓋積水時，也要緩慢執行這些動作，否則都不動的話，肌肉組織就會愈來愈僵硬。

事實上有些人無論將腳趾抬得多高，小腿肚、大腿後側與臀部都無法施力，這種情況就代表疼痛源自於膝反屈。

膝蓋尚未變形前，鍛鍊身體後側肌肉

膝反屈引發的膝蓋痛，以及彎曲膝蓋時造成的膝蓋痛，都是各種對膝蓋造成負擔的動作堆疊而成。想要避免對膝蓋造成負擔，並幫助膝蓋運作更流暢時，只要想辦法喚醒與膝蓋相反測的身體後方肌肉即可。

只要抬起腳趾就能夠讓身體自動以後側肌肉出力，不覺得真的很簡單嗎？這麼做有助於大幅降低疼痛等級，執行其他運動時只要多留意這個關鍵，就能夠隨時運用身體後側肌肉了。

一般日常動作幾乎都會前傾

不管是一般高度或是低矮椅子，只要試著「站起、坐下」應該就會明白，連同足弓在內的整個腳掌都有抬起來的感覺。頭部的重量約6～8公斤（約等於4支2公升寶特瓶！），認真看著腳底而將頭部往前傾的話，重心就會往前移，感受不到身體後方肌肉的運作，所以執行時請抬頭筆直望向正前方。

我們的日常動作幾乎都是前傾，無論是坐在辦公桌前還是做家事，身體都會往前傾斜。花愈多時間低頭打電腦或滑手機的人，愈容易將前傾的姿勢視為理所當然，不知不覺間就維持這個狀態，導致肌肉運用方式失衡。

所以我相信各位應該可以明白，為什麼要努力將沉重的頭擺到正確位置，並抬起腳趾喚醒平常沒注意到的肌肉。大部分情況下，身體後側肌肉都是指小腿肚、大腿後側（膕繩肌）與臀部。

O型腿的無名趾與小趾力量不足

執行「從椅子上站起、坐下」的動作時，大拇趾與小趾（尤其是小趾）維持張開的狀態，並用力夾緊雙腿使內側腳踝併攏，就能夠增強鍛鍊的強度。因為張開小趾有助於強化腳踝併攏的力量，打造出髖關節內轉的力量。

膝蓋痛且O型腿的人，無名趾與小趾按壓地面的力量往往不足，併攏大腿的力量也不夠。

後面還會詳加介紹，不過看到這邊想必各位也能夠明白，為什麼沒有三處足弓中的外側縱弓時，特別容易有「O型腿」的問題（無名指與小指彎曲呈圓拱時，就無法出現縱弓，而這是O型腿中常見的腳趾使用方法）。

接下來想著眼在為什麼這會造成「膝蓋痛」。

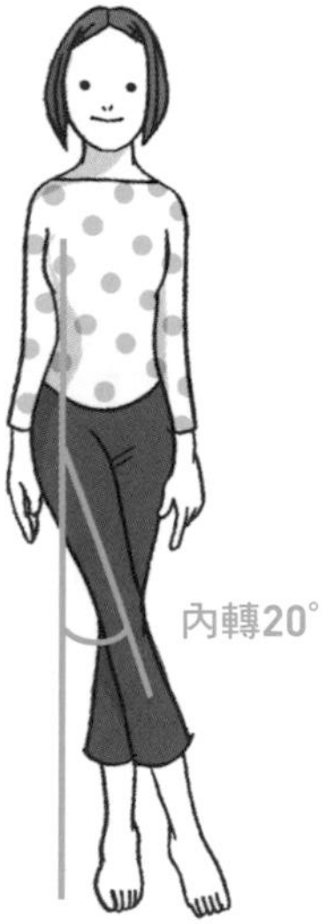

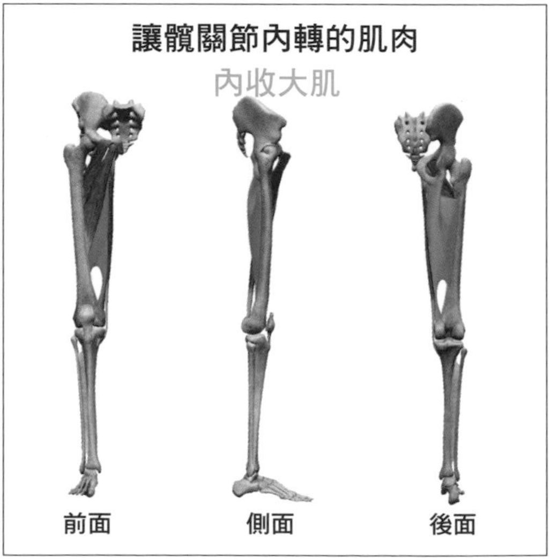

要讓雙腳內側腳踝併攏（內轉）時，只要用力將小趾往外張開，就能夠進一步使力了。

正確的深蹲

從椅子上站起或坐下、從地板站起時抬高腳趾，以腳底用力踩踏地面的話，身體後側（小腿肚、大腿後側、臀部）就會自動施力。各位是否發現這個動作好像似曾相似呢？沒錯，就是深蹲。

事實上這才是正確的深蹲方法（可參看下圖）。深蹲是鍛鍊腰腿非常有效的運動，將腰部下壓的時候避免膝蓋比腳趾突出的話，就能夠防止重心壓在膝蓋上造成疼痛。

只有大腿前方肌肉膨脹時，代表深蹲姿勢錯誤。正確的深蹲必須是大腿後方與臀部用力。

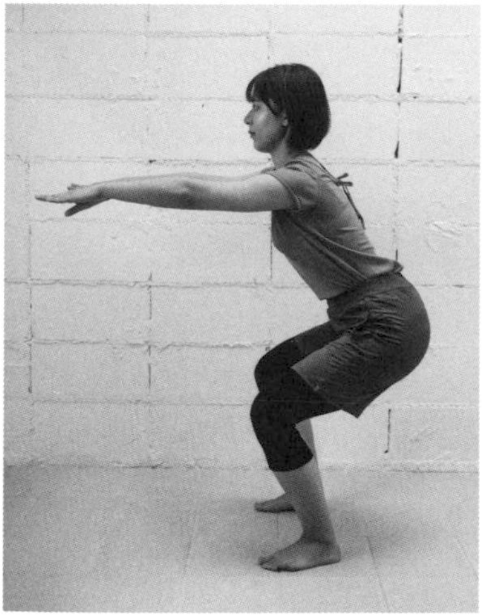

臀部抬得過高或是壓得過低都不行。事實上深蹲就是由骨盆前傾偏多的外國傳來的鍛鍊方法。

鍛鍊時施力部位搞錯的話，就會使大腿前側變得很健壯（當然如果是刻意要練壯的話就另當別論）。

只要腳趾抬起就能夠確實用到身體後側肌肉，所以深蹲時請務必運用。

何謂「足部收束」？

這種「讓身體後側肌肉自動用力的方法」，在瑜珈中稱為「足部收束」。收束的原文是梵文的「Bandha」，意思是「鎖印」或「封鎖」，就像褲頭的鬆緊帶一樣。

瑜珈中特別重視的是下列三種收束。

分別是收頷收束（Jalandhara Bandha）、收腹收束（Uddiyana Bandha）、會陰收束（Mula Bandha）。

這幾個部位收緊的話，體軸就會更加穩定。有許多瑜珈的「體位」（Asana）以這種收緊的力量為收束基本，鍛鍊位在身體內側的肌肉——丹田、深層肌肉

（Inner muscle）、核心肌肉（Core muscle）。

可能很少人知道，除了這三處收束外，還有「手部」（Hasta Bandha）與「足部」（Pda Bandha）的收束。足部收束能夠強化足弓（103頁將詳細解說），整頓整個下半身的肌肉，使其更加緊實。

這裡要運用的是「足部收束」。

首先讓腳趾根部確實貼在地面，僅腳趾抬高並展開，藉此抬高足弓。

這時請先確認小腿肚、大腿後方與臀部等是否有在施力，確認完畢後

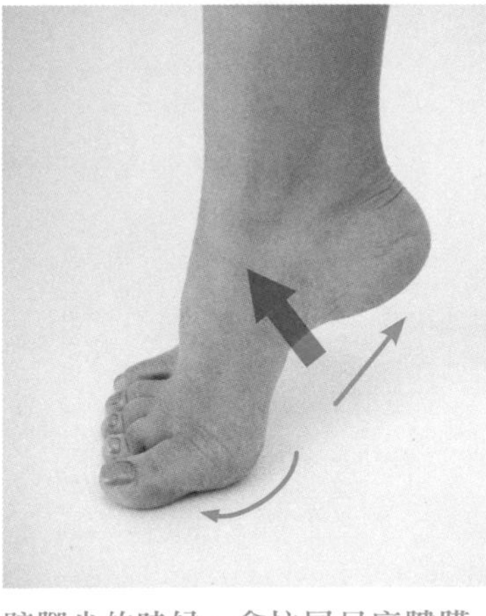

踮腳尖的時候，會拉展足底腱膜，抬高內側足弓。

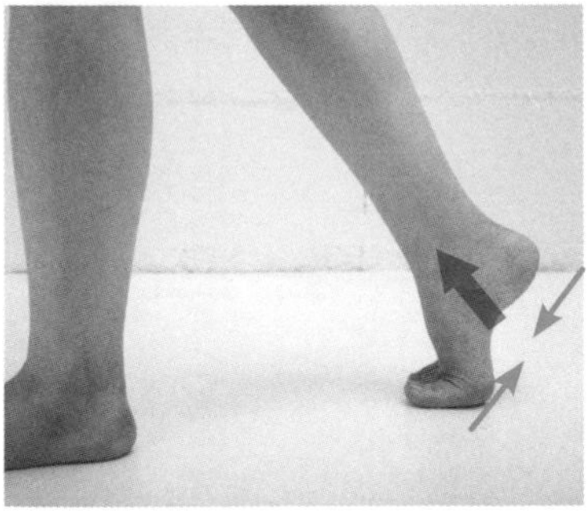

做出「蹬」的動作時，足底腱膜的前足部張力，會受到絞盤機制影響移到後足部，使前足部開始拉扯後足部。

就維持抬高足弓的狀態，輕輕放下腳趾，辦不到的話也可以先繼續抬高腳趾。這麼做能夠收緊整個腳踝的肌肉，體幹也會更加安定。

我們是透過西醫的解剖學得知，腳趾抬高的話足弓也會跟著上抬，稱為絞盤機制（Windlass mechanism）。

何謂絞盤機制？

抬高腳趾的時候，會拉扯許多與其相連的肌肉，帶動足底腱膜，使足弓（連同腳心）跑到最高處。這是足部非常自然的運作。

既然抬起腳尖會使足弓上抬的話，那麼「踮腳尖」時足弓當然也會跟著提高。做出蹬（踢）

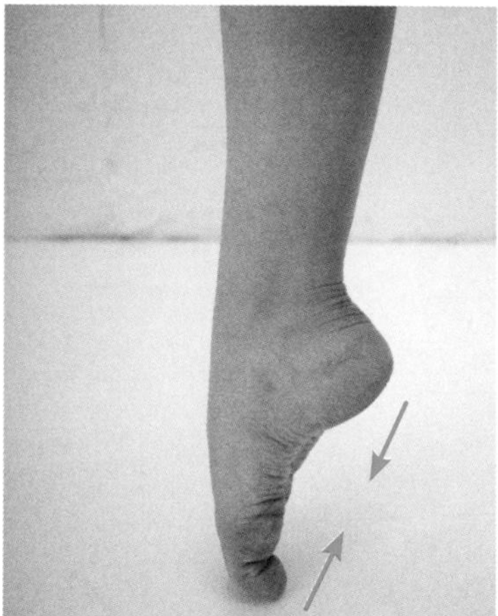

立足尖。這是種阿基里斯腱既縮起又拉展的感覺，也很像是用後腳跟與前足部「抓住」的感覺。

這個動作時，同樣能夠抬高腳心，但是前提是腳趾沒有彎曲。

芭蕾舞者會穿上足尖鞋，做出以腳尖站立的動作，稱為「立足尖」。雖然這個動作沒有抬起腳趾，卻會強力運用腳底肌肉並抬高腳心。

足弓的重要性

這裡要進一步說明前面多次提到「足弓」。

腳底有三處足弓。

- 連接大拇趾根部（拇趾球）與後腳跟的內側縱弓
- 連接小趾根部至後腳跟的外側縱弓
- 連接大拇趾根部至小趾根部的橫弓

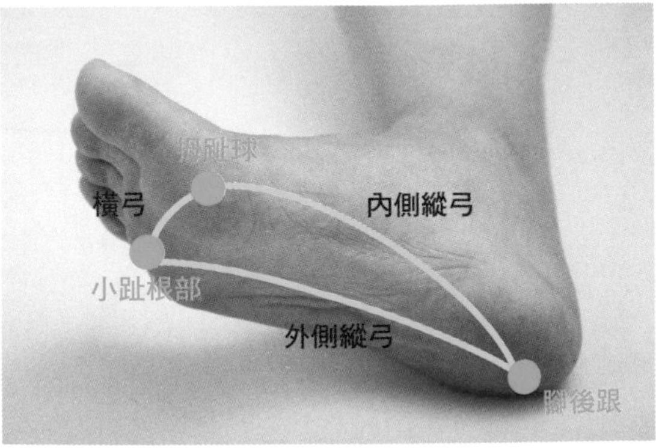

足弓有內側縱弓、外側縱弓與橫弓這三處。

這三處足弓會如搭帳棚般，形成整個腳底的弓形（拱狀），支撐上方的重量與地面反作用力（從地面傳回來的力量）。足弓是由足部骨骼組成，並藉由韌帶與肌腱強化。

那麼我們為什麼需要足弓呢？

足弓的作用為何

據說人體全身有約208塊骨頭，事實上光是足部就佔去四分之一。足部有14塊趾骨（腳趾骨、基節骨、中節骨、末節骨）、5塊蹠骨、7塊跗骨、2塊種子骨（相當小的骨頭），光是單腳就28塊，雙腳就有56塊了。

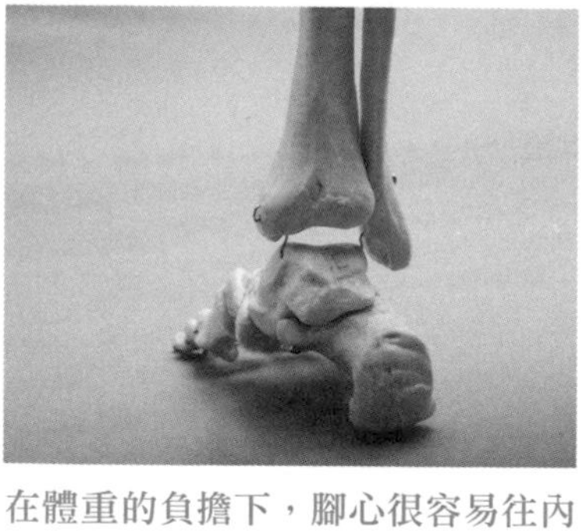

在體重的負擔下，腳心很容易往內側塌陷。

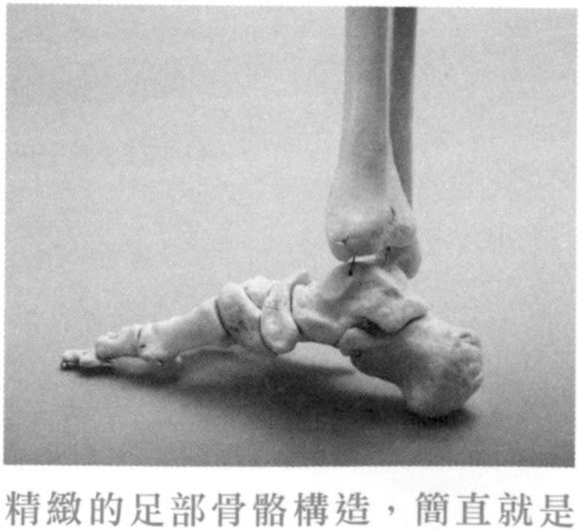

精緻的足部骨骼構造，簡直就是「最棒的藝術品」。

由此即可看出足部對人體來說，是多麼重要的部位了。畢竟佔整個體表面積約2％的雙足，必須支撐整個身體的重量，所以才必須藉由層層的韌帶與「關節囊」（Joint capsule）緊緊包住，以強化這麼多骨頭的力量。

達文西有段相當知名的論述：「足部是人體工學上最偉大的傑作，也是最棒的藝術品。」因為足弓的形狀不僅最適合用來支撐體重，還兼顧了美感。

那麼腳底為什麼需要足弓呢？

走路時腳底會承受的負擔，包括從地面傳來的「地面反作用力」，整體來說約為體重的1.2倍。以體重60公斤的人來說，足部承擔的負荷就達72公斤。

「跑步」的話約為3倍，「跳躍」的話則約為6倍。

想要避免這麼重的負擔一口氣衝擊足部，就必須仰賴這三處足弓了。足弓會像弓一樣很有彈性地晃動，成為地面反作用力的緩衝。

足弓不僅能夠緩衝，還能夠成為推進力，幫助身體往前後左右等各種方向行動。所以想要快速前進的話，就得仰賴足弓的「彈簧」。但是像「踮腳尖」、「跳躍」、「蹬」等用到足弓「彈簧」的動作，都不常在日常生活中出現。

- 是否做出確實抬起腳背的踮腳尖動作呢？
- 是否會跳很高呢？
- 是否有確實蹬地板呢？

完全不做這些動作會導致腳底肌肉退化，導致足弓塌落。三處足弓退化時會出現特徵各自不同的症狀，但是大多數情況都會混合出現，所以膝蓋開始痛的時候就必須想辦法鍛鍊這三處足弓。

- **失去內側縱弓者**

O型腿、扁平足、浮腫、身體發冷、血液循環不良、各種不適、不孕等。

- **失去外側縱弓者**

O型腿、膝蓋痛、腰痛、髖關節痛等。

●失去橫弓者

闊跖足、拇趾外翻、小趾內翻、角質變硬、厚繭、雞眼等。

出現這類症狀時就會影響到走路方式，讓左右足部都慢慢變形，接著遲早會使骨盆等身體各處開始歪掉。尤其是有O型腿問題的人，最終可能導致內側、外側縱弓與橫弓都消失，所以必須特別留意。

在介紹足部收束時有提到：

「這麼做能夠收緊整個腳踝的肌肉，體幹也會更加安定。」但是各位是否明白足弓有多麼重要呢？

打造出紮實的足弓，對於希望腳踝細一點的人來說也相當重要。所以請奪回精實的足弓形狀，打造出不會膝蓋痛的身體吧。

足部收束可幫助腳踝穩定

藉足部收束使腳踝穩定的話，腳踝就不會往內側或外側傾斜，能夠預防下列足部變形。

- 足部外翻＝也就是扁平足。指的是腳踝過度內旋（往外翻轉）、內側縱弓（腳心）變低，常見於O型腿。
- 足部內翻＝也就是高弓足。指的是腳踝過度外旋（往內翻轉）、內側縱弓變高，常見於X型腿。

但是就算是X型腿的人，大部分都會隨著年齡增長出現闊蹠足（足部橫弓塌落，足部變寬的狀態）問題，連腳心都跟著塌下來。再進一步出現拇趾外翻或鐵鎚趾等症狀時，就會更難運用腳底肌肉了。腳踝不穩定造成的足部外翻或內翻，都會使足部在運用上出現錯誤方式與習慣，所以想要避免變成O型腿或X型腿，就要多加留意腳踝的用法。

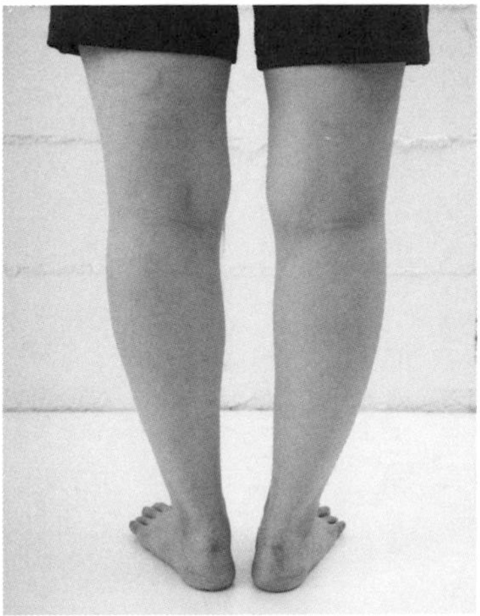

足部外翻且 O 型腿。

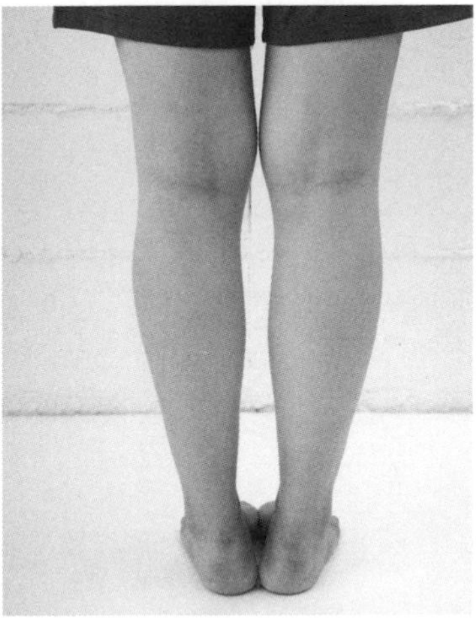

足部內翻且 X 型腿。

小單元4

有效改善膝蓋痛的飲食

健康源自於吃進嘴裡的食物

古希臘時代的醫師——希波克拉底（Hippocrates）說：

「讓食物變成你的藥，讓藥變成你的食物。」、「食療與運動能夠治病。」

現代有許多電視節目、書籍、網路資訊等提倡「藉飲食與運動邁向健康」，但是沒想到希波克拉底在兩千四百年前就已經如此斷言，令人驚訝。

就算知道不能輕忽飲食，但是市面上流通的資訊錯綜複雜，令人不曉得該相信哪一項才好。

所以最重要的，就是必須勤加留意自己的身體變化，了解自己的體質、適合與不適合的食物。這裡會搭配中醫觀點介紹有助於改善「疼痛」的食物攝取方法。

對身體好的食材中，最知名的就是下列的「豆堅藻蔬魚菇薯」。

豆類＝大豆、毛豆、黑豆、紅豆、納豆、豆腐、油炸豆皮、味噌等大豆加工品。

堅果類＝芝麻、核桃、杏仁、花生、腰果、奇亞籽等。

海藻類＝裙帶菜、鹿尾菜、昆布、海蘊等。

蔬菜類＝黃綠色蔬菜、淺色蔬菜。

魚類＝白肉魚、紅肉魚。

菇類＝香菇、舞菇、杏鮑菇、姬菇、蘑菇等。

薯類＝馬鈴薯、番薯、芋頭、日本山藥、蒟蒻、木薯等。

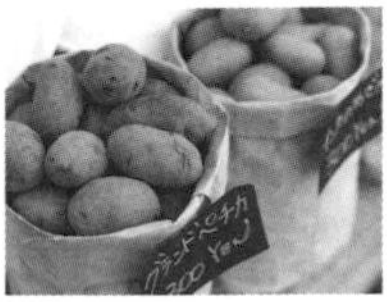
薯

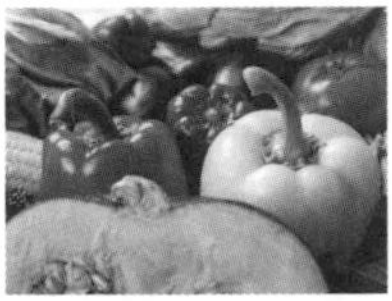
蔬

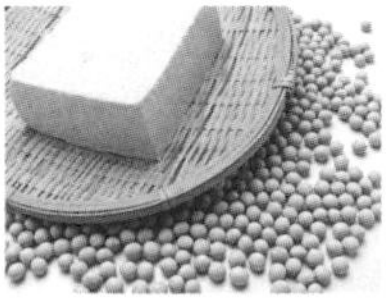
豆

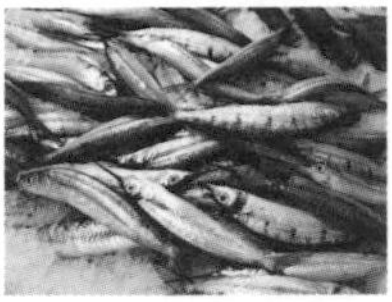
魚

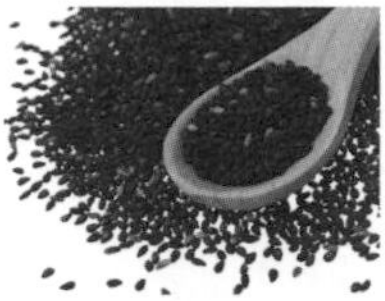
堅

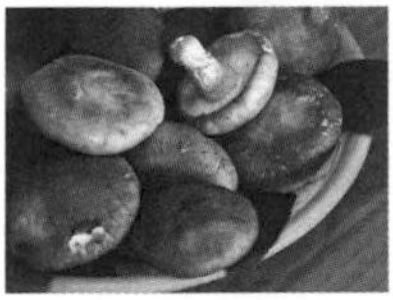
菇

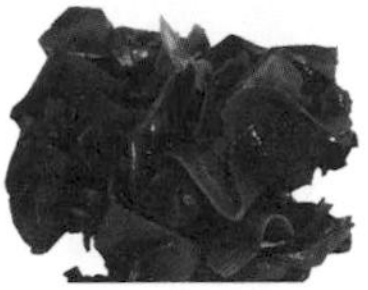
藻

改善膝蓋痛所需的減重

看了「豆堅藻蔬魚菇薯」的內容後，各位是否有注意到什麼呢？那就是裡面不含肉類（牛、豬、雞）與乳製品，且脂肪含量都很少。再去掉魚肉的話就成為現在備受討論的「素食」飲食，我個人也對這種飲食方式很有興趣，所以立刻就著手嘗試。我確認了個別食材的效用，蛋白質也僅選擇了以大豆加工品為主的植物性蛋白質。為了避免鐵質攝取不足，所有食材都食用了偏多的量，同時也大吃蔬菜，結果體重依然減輕了。最重要的是就算剛用過餐，仍覺得身體相當輕盈。

我並沒有完全敵視肉類與乳製品，但仍銘記過度攝取對身體不好的準則（有時候仍會不小心吃太多），速食也控制在偶爾吃一下的程度。據說要執行「禁食」這種養生法之前，也會先將飲食原則改成「豆堅藻蔬魚菇薯」。

有膝蓋痛困擾的人，看醫生時一定會被要求減重，而這挺令人傷腦筋的對吧？

想要減重的話，對食物多下工夫會比運動更快、更有效率，只要幾天就能夠看見變化了。

讓身體降溫的食物與甜食，容易引發「疼痛」

我還記得以前去印度的時候，還因為當地甜點太甜造成牙痛。我曾在泰國住過一段時間，那裡的點心同樣非常甜。當時我以為食物甜一點比較耐熱，所以這些炎熱的國家會藉此延長保存期限，但是學了中醫後才發現不只如此。

中醫在看待藥膳時，會依食材的氣與性區分為「寒」、「涼」、「溫」、「熱」、「平」這五種，氣候炎熱的國家所產水果（香蕉、芒果、葡萄柚、奇異果等）通常屬於讓身體冰涼的「寒性」，而台灣會在夏季食用的西瓜、苦瓜也屬於「寒性」。

「涼性」的作用比「寒性」微弱，再加上夏季時需要冷卻身體，也必須補充必要水分以緩解口渴，所以像豆腐、冬瓜、黃瓜、茄子、麥茶與綠茶等，都很常在炎炎夏日食用的對吧？

消化系統不好、呼吸系統不好、生殖系統有問題的人，以及有頭痛、肩膀僵硬、膝蓋痛、腰痛、神經痛等問題的人，就可能是身體會於冰涼造成的（可參考「溫性」＝糯米、韭菜、雞肉、牛肉等。「熱性」＝羊肉、胡椒、辣椒與山椒等。「平性」＝豬肉、大豆、高麗菜、蒜頭、牛奶、蛋類等。※部分分類依資料而異）。

此外食物也可以依滋味分成五類，分別是「酸味」、「苦味」、「甜味」、「辛味」、「鹹味」，其中「甜味」適度攝取可帶來滋養的效果，此外還能緩和緊張、消除疼痛、恢復疲勞，但是過度攝取卻反而會造成身體冰涼與疼痛。營養攝取不足的時候（尤其是夏天），很容易只想攝取甜味，但是這麼做卻只會增強倦怠感。而屬於甜味的食材包括穀類、水果、蜂蜜與砂糖。

有助排出身體積水、讓肌肉運作更順暢的鉀

台灣屬於島國，受到海水環伺且溼度偏高，因此具有比較難排出體內水分的傾向。沒辦法好好進行「水分代謝」，就會使身體呈現在過度積「水」的狀態，遇到溼度高的梅雨季節特別容易不舒服。不只有梅雨，近年的梅雨也異常炎熱、溼度也偏高。

身體過度積水會引發身體「冰涼」。身體冰涼也分有不同類型，主要有「四肢末梢型」、「內臟型」、「全身型」，但是有時也會出現「混合型」與「邪熱型」。儘管臉部或上半身熱得直冒汗，身體卻覺得冰涼時，主要可能是壓力與自律神經混亂造成的。雖然所有類型的身體冰涼都源自於運動量不足，但是首先仍請著眼於能夠幫助排出身體積水的營養素——「鉀」。

屬於人體四大必需礦物質之一的鉀，與體液平衡或滲透壓調整、神經刺激傳導、肌肉收縮有密切的關連性，此外鉀能夠抑制腎臟對鈉的重新吸收，使其隨著尿液排泄，所以有助於降血壓。鉀是有名的抗水腫營養素，但是光憑鉀是不夠的。

富含鉀的食品如下：

- 豆類＝納豆、大豆、紅豆
- 海藻類＝裙帶菜、鹿尾菜、海苔
- 蔬菜＝菜脯、菠菜、南瓜
- 魚類＝鰺魚、藍點馬鮫、沙丁魚
- 薯類＝日本山藥、芋頭、番薯、馬鈴薯
- 水果＝酪梨、香蕉、美濃瓜、柿餅

由此可以看出，鉀多半存在於蔬菜、水果、豆類等，幾乎與「豆堅藻蔬魚菇薯」重疊。日常多留意鉀的攝取以排出體內多餘水分，也有助於滋潤肌膚打造美肌，堪稱一舉兩得。由於「疼痛」與「冰涼」息息相關，所以請各位重新審視自己的飲食內容吧。但是不能因為水果富含鉀就過度攝取，畢竟南方島嶼生產的水果多半「過甜」且會造成「身體冰涼」。

運動前後需多攝取蛋白質

在身體營養不足的飢餓狀態運動，肌肉很容易受傷，我的膝蓋似乎就是因此惡化的。

原本用來維持或修復肌肉用的營養素，在運動時會化為能量消耗掉，因此運動後肌肉都已經受傷了，這時不管攝取多少蛋白質與鹽巴都為時已晚。沒有多留心運動時的水分補給，也是我的一大敗因，因為這正是造成疼痛、發腫、積水的原因之一（最根本的原因則是O型腿）。

自從我下定決心要自行改善膝蓋痛之後，就必定會在運動前30分鐘攝取蛋白質與醣類（飯糰等），有時也會改成服用藥錠狀的營養食品，運動過後也必定會攝取蛋白質。或許正因如此，現在的我連運動隔天的早上，膝蓋也不會不舒服。我就這樣搭配吃進口中的食物，從身體深處徹底消除了「疼痛」。

【鍛鍊2】打造大腿朝外轉動的力量

鍛鍊膕肌的4個方法

各位聽過膕肌這個肌肉名稱嗎？我曾對許多人提過這塊肌肉，大多數人的反應都是：「那是什麼？」然而這其實是非常重要的肌肉。

有些人就算執行足部收束，小腿肚、大腿與臀部仍無法順利施力，這些人就如30頁照片，具有膝反屈的問題（外八型請參照【運動2】，141頁）。

第1章也曾提過，有姿勢不良困擾的人，原因出在膝反屈的人意外地多，O型腿與X型腿也都與膝反屈有關。

於是我試著探索膝反屈的原因時，找到了「膕肌」這塊肌肉。

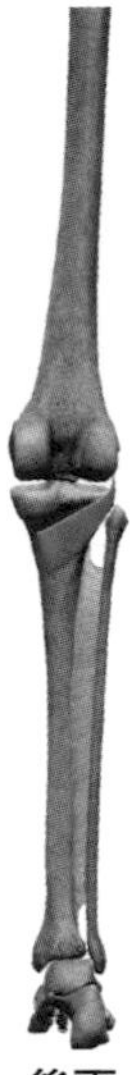

膕肌

後面

膕肌肌力太差時，會演變成O型腿型的膝反屈。

膕肌短縮就會變成X型腿的膝反屈。

所以鍛鍊膕肌可以說是預防膝反屈的捷徑。

膕繩肌或比目魚肌的肌力弱化也會造成膝反屈，這部分會在【運動方法4】（163頁）的「鍛練踢力」中加以說明。

鍛鍊膕肌的最佳方法，就是「吊單槓時彎曲膝蓋」。

家附近的公園或是家中沒有單槓時也沒關係，只要理解「這個動作帶來的正確肌肉運動」即可。這項運動是為了鍛鍊將大腿轉向外側、將小腿肚轉向內側的力量，所以只要將大腿往外施力、小腿肚往內施力即可。雖然字面上看起來相當困難，但是做起來意外簡單。

後腳跟滑行

❶ 雙腿前後打開站立。

❷ 將重心擺在後面的腳，以前面的腳的腳尖為軸，在伸展膝蓋的狀態下將後腳跟往前滑（就像在摩擦地板），這時大腿根部盡量往外側旋轉，讓足部往正側邊前進。執行時用數數1、2這樣的節奏。這時可別為了好做，而彎曲膝蓋直接以後腳跟踩踏。要在伸展膝蓋的狀態下，藉由旋轉大腿根部的力量，將足部往正側邊挪動。

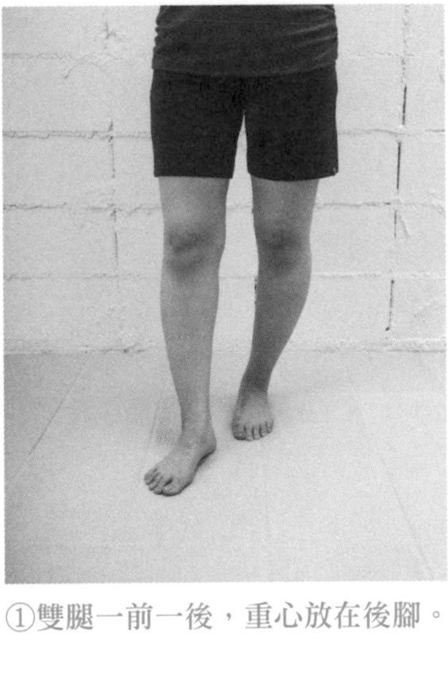
①雙腿一前一後，重心放在後腳。

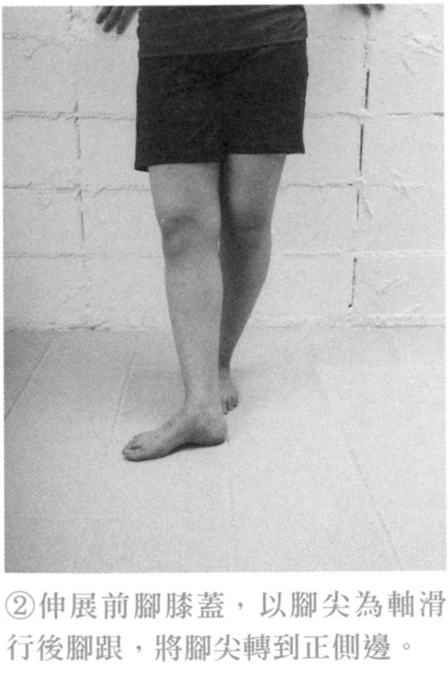
②伸展前腳膝蓋，以腳尖為軸滑行後腳跟，將腳尖轉到正側邊。

③將後腳跟拉回來後換另外一隻腳，雙腿各做10次。

滑行後腳跟的時候，後面這隻腳也要確實施力。滑行時邊吐氣會比較好施力。

這時牢記【鍛鍊1】（89頁）的「抬起腳趾」，鍛鍊效果就會更好。

用力時會在意後腳的膝反屈，但是這個鍛鍊的重點是要將大腿根部往外側旋轉，等熟悉施力方式就可以稍微彎曲膝蓋了，總之這裡最重要的就是將大腿往外旋轉。前腳

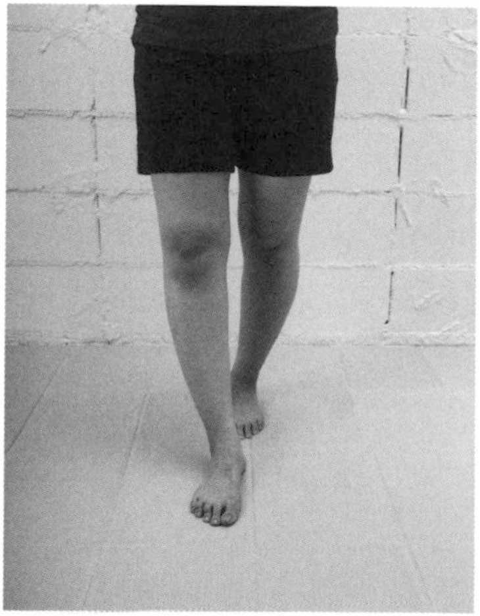

③將後腳跟拉回來。接著，後面這隻腳，也要以大腿往外旋轉的方式施力。

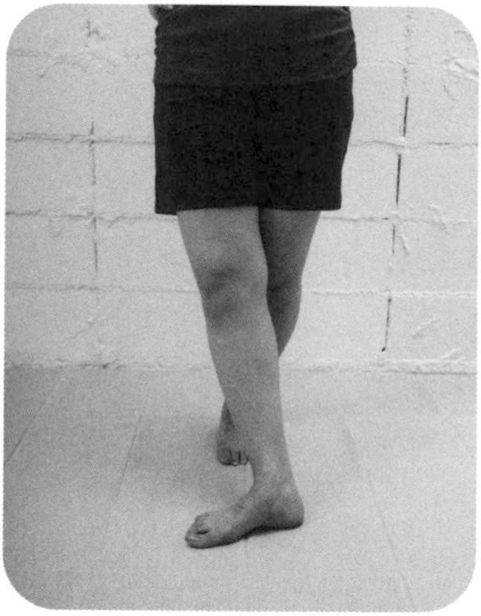

模特兒執行幾次後，腿部就變得緊實了。

的後腳跟踩著滑盤（下方左側頁照片）或布料等會滑的物品時，坐起來就會更順暢。

第 1 章在說明 O 型腿時有提到，O 型腿屬於膝內翻，擅長將股骨往內側旋轉，但是不擅長轉往外側。X 型腿則以髖關節朝外居多，但是膝蓋會痛的人本身髖關節就很硬，所以仍應藉由這項運動讓大腿能夠確實往外旋轉。

只要多執行幾次，就連 O 型腿也能像下方右側照片這樣變得筆直，使整體下半身更緊實。

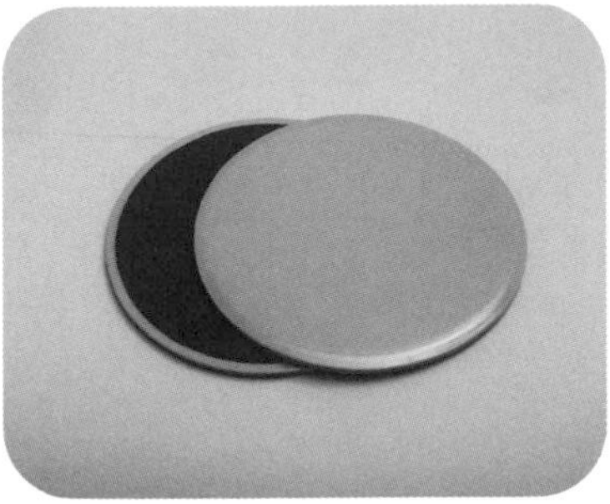
市售的滑盤，網路也買得到。

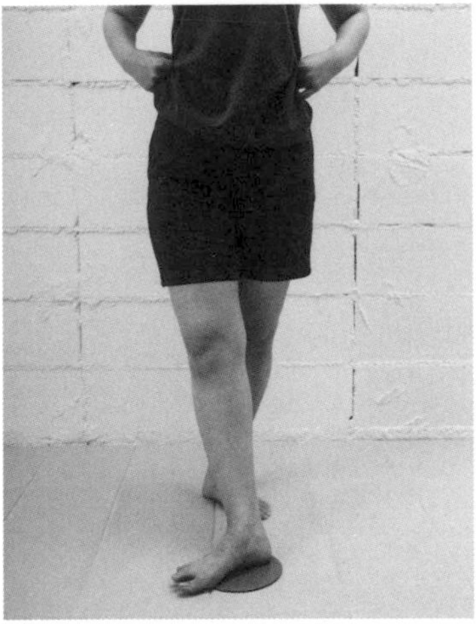
將後腳跟壓在地面上後伸展腳踝一帶的「縮伸」。

接下來這裡要「縮伸」的是「後腳跟」，將後腳跟壓在地板上執行，同時伸展小腿肚內側、後腳跟的肌肉，就能夠帶來不同運動效果。尤其是站著時足部回內（扁平足、O型腿），躺下時（不受重力影響時）後腳跟骨頭會往內側倒下等的時候，通常是因為穩定後腳跟骨頭的肌力變差，所以要特別留意這一處的「縮伸」以強化肌力。

另外一個要特別留意的場所，就是後腳跟至足部小趾根部的線條，也就是足弓之一的外側縱弓。確實張開小趾「縮伸」這條線會更有效果。

腿部拉鍊

❶後腳跟輕壓地面，稍微張開腳尖，膝蓋依腳尖方向稍微半蹲。

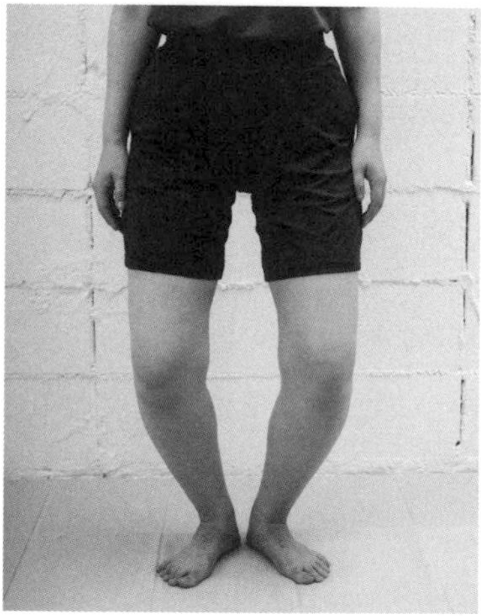

①稍微張開腳尖，膝蓋依腳尖方向稍微半蹲，並抬起頭部。

大腿往外轉動，上半身要挺起。

❷就像從後腳跟拉起拉鍊一樣，盡量維持大腿朝外的力量，同時雙腿內側也要施力夾緊至沒有縫隙為止，藉此伸展腿部肌肉。

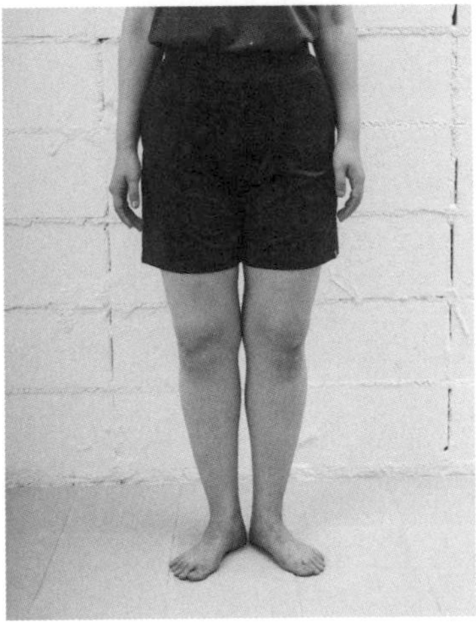

②同時施加大腿朝外的力量，以及夾緊大腿內側的力量，藉此伸展腿部肌肉。

執行這項運動時同樣要重視「後腳跟」。雙腿後腳跟併攏的時候要注意大拇趾根部不要懸空，同時要張開小趾，用彷彿要豎起後腳跟骨骼的感覺用力。後面的【鍛鍊3】（129頁）將針對後腳跟加以說明。

這裡請緩慢地依數數1、2的節奏進行，執行的時候同步進行【鍛鍊1】（89頁）的「足部收束」，有助於提高鍛鍊的效果，每天不妨都多做幾次。

為什麼要讓大腿往外轉動呢？只要了解「膕肌」的作用就能夠明白，所以請參照126頁的小單元⑤「進一步解說膕肌」。

當我知道少了這股力量，就無法阻止引發膝蓋痛的膝反屈時，感動得不得了。此外想要擁有挺俏美臀，或是想要膕繩肌確實運作的緊實大腿，這股大腿外旋力都是不可或缺的。

不必前進的匍匐前進

① 趴在地板上，彎曲單腳髖關節以帶動腿部抬起，這裡腹部、大腿內側與小腿肚都要盡量緊貼地板，並在貼緊同時彎曲膝蓋與腳踝，使腿部往上抬。總而言之，請像青蛙腳一樣張開髖關節。

② 慢慢伸展膝蓋後，再換另外一腳。稍微抬起上半身，進一步張開

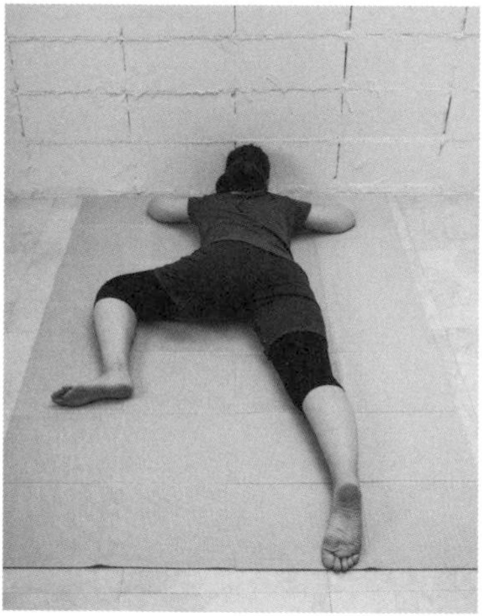

①趴在地板上，腿部緊貼地板後抬高膝蓋，抬起的時候腳踝也要彎曲。

髖關節，這時腹部一定要用力（縮小腹）。腹部不用力的話很容易傷到腰，所以執行所有抬起上半身的動作時，都要記得腹部用力。

匍匐前進可以說是最佳運動，凝聚了各種運動全身的要素，但是很難找到適合的場所。雖然沒做好的話會造成膝蓋痛，但是正確執行的話，在靜止狀態下仍可維持髖關節一帶、膝關節一帶、大拇趾至後腳跟這條線的「縮伸」。這裡請留意要在藉體重施加負荷的同時張開髖關節。

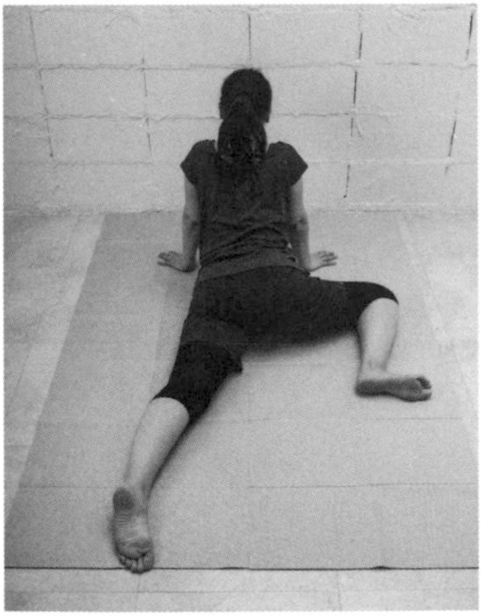

抬起身體時用力的是腹部，而非以腰部帶動身體反折。

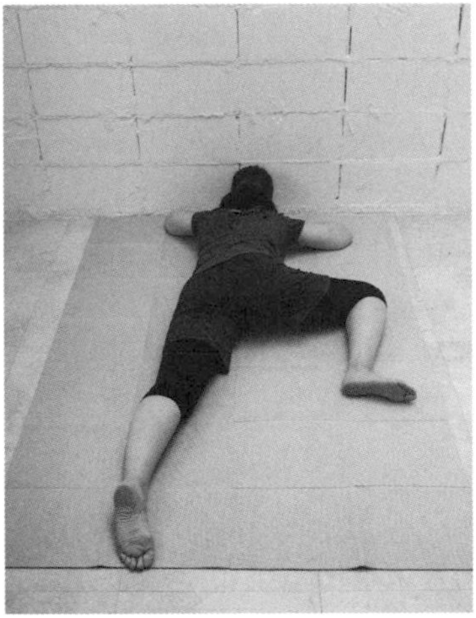

②另一側也重複一次，確認哪邊比較僵硬，並藉運動張開髖關節。

這是我自己膝蓋痛的時候，會趴著執行的運動之一（現在則是為了預防而做）。這項運動能夠避免肌肉僵硬，拓展關節的可動範圍。

躺著伸展膝蓋

❶躺在地板上，彎曲單腳膝蓋、腳踝的同時張開髖關節。

❷將後腳跟從①的位置踢出，一樣徹底伸展膝蓋，伸展時要記得讓膝蓋朝向外側。同時背部要貼緊地面，不要使腰部反折。

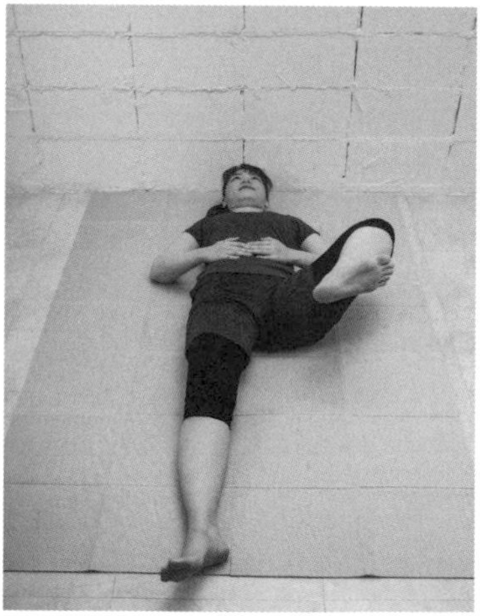

①躺在地板上，在彎曲膝蓋與腳踝的情況下，抬起單腳以張開髖關節。

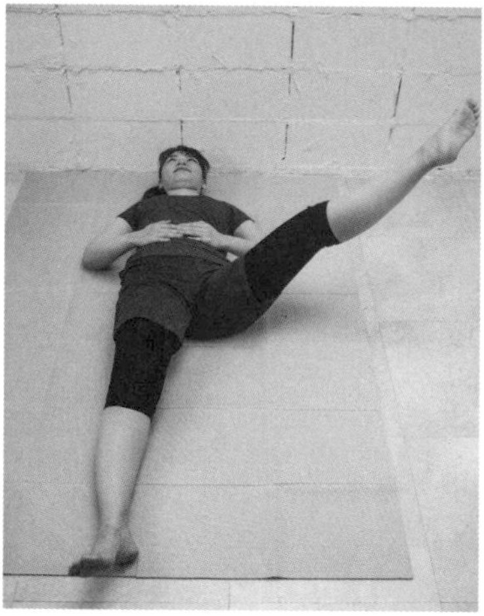

②伸展抬高的膝蓋，無論是彎曲腳踝還是腳背都無妨。

身體柔軟的話，就可以用手撐住後腳跟，然後就這樣伸展膝蓋。身體不夠柔軟時可以用阻力帶或毛巾勾住腳底，用手盡量將腿拉高以增進肌力，同時也別忘了膝蓋要朝向外側。

這也是我躺下時一定會做的運動，不僅能夠伸展膝蓋，還能夠鍛鍊大腿前側的肌肉。這裡最重要的就是大腿外旋、膝蓋一定要朝外側，並保持用後腳跟往上踢出般的感覺。

各位可以自行找好進行的角度，或是將腿抬到牆壁上，如此一來，就能夠安全地盡量伸展膝蓋了。過程中確實縮小腹避免背部反折，還有助於鍛鍊腹肌。

小單元5

進一步解說膕肌

接下來針對膕肌進一步詳細說明。

膕肌是膝關節中唯一的「單關節肌」

「膕肌」是彎曲膝蓋（屈曲）用的肌肉，也是讓膝蓋往內側扭轉（內旋）用的肌肉。這些動作主要會用到大腿表側與內側肌肉。大腿的內側肌肉稱為內膕繩肌（半膜肌與半腱肌），是X型腿的人比較弱部位。順道一提，O型腿時就變成外側膕繩肌（股二頭肌）較弱。

回來主題，與膝蓋屈曲、內旋有關的肌肉，幾乎都是橫跨兩處關節的「雙關節肌」，只有膕肌是僅連接單一關節的「單關節肌」。牢牢守護膝蓋後方外側安定性的，正是膕肌。

所以「膕肌肌力衰退就會演變成膝反屈」。醫院經常建議病患伸直（伸展）膝蓋，但是源自於O型腿或X型腿的膝蓋痛，都已經是膝反屈造成了，再進行伸展運動根本有問題，甚至可能造成惡化，所以我認為這種情況下應避免過度執行讓膝蓋繼續伸展的運動。

膝蓋伸展運動會用到大腿前側的肌肉，這一塊肌肉變弱的話，肌肉的伸縮就會變差、下垂，逐漸壓迫膝關節並造成疼痛——這就是相當常見的「膝蓋痛狀況」。「膝蓋」的鬆弛也是藏不住的老化痕跡之一，既然有這麼多人苦於膝反屈，為了拯救這些人未來的

讓膝蓋關節內旋的肌肉

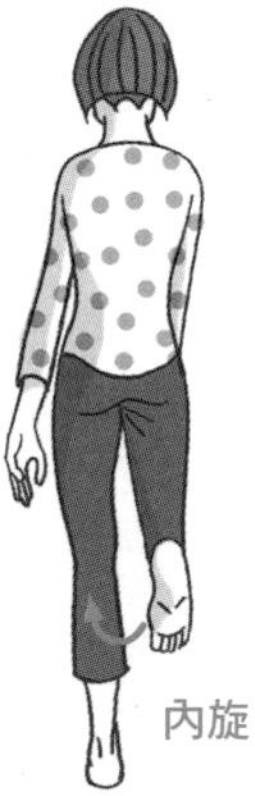

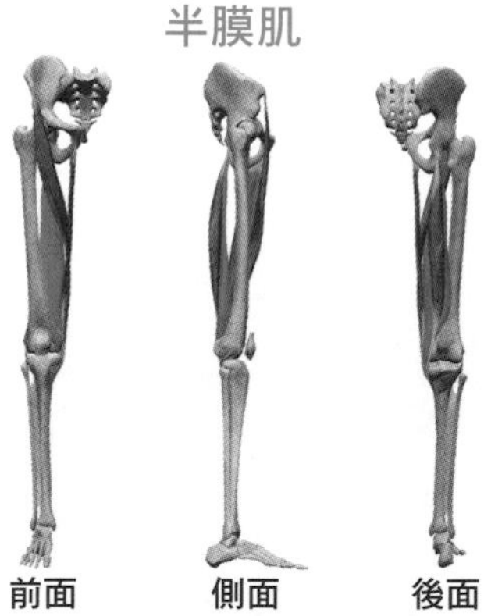

讓膝蓋關節屈曲的肌肉

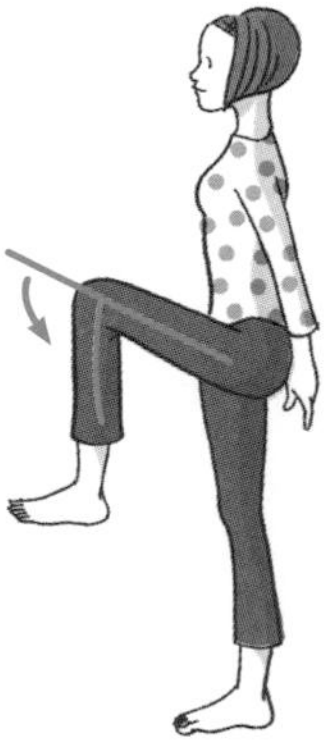

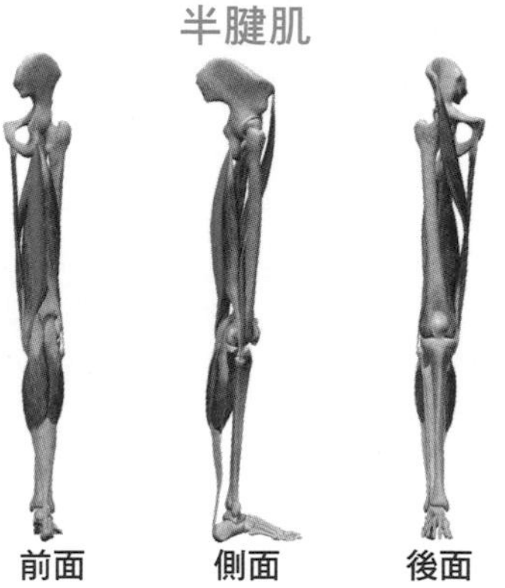

膝蓋，這邊也想介紹髖關節伸展以外的運動方法。

膕肌的運作方式

膕肌呈現在吊單槓這種無重力狀態時，會從膝蓋開始內旋（整體小腿肚從外側往內側旋轉的動作）。

那麼足部位在最低處時，膕肌會怎麼動呢？膕肌可以讓膝蓋以上的大腿往外側旋轉，讓膝蓋做出宛如屈曲的動作（實際上沒有屈曲）。

有膝反屈問題的人，膕肌力量都很弱。「讓膝蓋以上的大腿往外側旋轉」，指的是髖關節外旋的力量。O型腿本身就不擅長股骨內旋的動作，X型腿雖然很擅長，卻因為腹肌力量薄弱而無法驅使膕肌正確運作，再加上X型腿有膕肌短縮的傾向，因此還是無法順利運作。

每個人都有不同的肌肉運用習慣，膝反屈在走路時膝蓋後方會完全伸直，所以走起來卡卡的，因此鍛鍊膕肌使其制止膝蓋過度伸展，是件非常重要的事情。正確鍛鍊膕肌，能夠讓雙腿合併隨意站著的時候，膝蓋以上的大腿仍繼續發揮往外側旋轉的力量。所以請持續外旋大腿，喚醒這一處的神經迴路吧。而這也是改善O型腿時的必要運動。

膝蓋後方內側的穴道「陰谷」

研究膕肌時我不經意想到，這一處的穴道或許也會有幫助？結果果真發現很棒的穴道，有助於改善膝蓋冰涼、膝蓋　側疼痛、排尿障礙、脫肛、婦女疾病、泌尿或生殖系統問題、性功能障礙。

O型腿的問題在年輕男性間也相當常見，由於幫助雙腿保持筆直的肌力，對身體來說非常重要，因此既為了提升運動能力，也為了日後的膝蓋著想，建議男性也多留意自己的腿形。

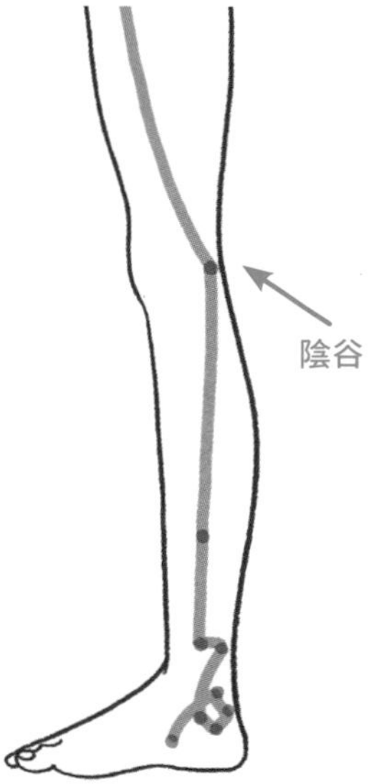

【鍛鍊3】打造立起後腳跟的力量

將後腳跟骨頭調至正確位置

後腳跟的骨頭稱為踵骨。那麼踵骨是什麼形狀呢？其實是連在地面打滾的動作都能夠應付的圓形，但也因此很容易出問題。足部要承擔全身重量，因為某些原因失衡卻未察覺時，就很難改善。

第1章與【鍛鍊1】（89頁）都有提到，腳底肌肉衰退就無法保有足弓，不僅容易變成扁平足，也有很大的機率變成高弓足。但是有時造成這些症狀的原因，是骨頭沒有在正確的位置上。

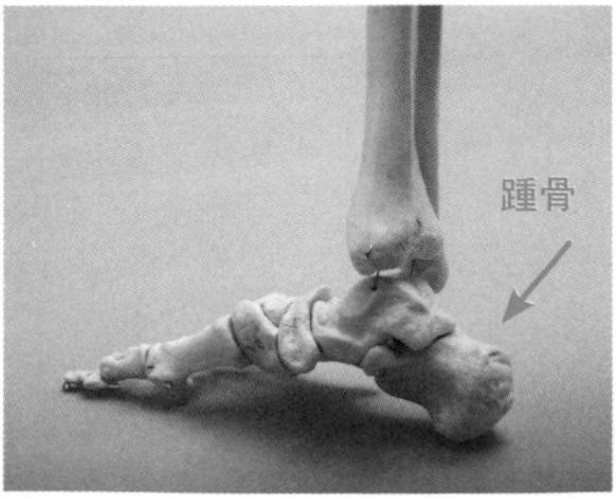

無論在【鍛鍊2】（115頁）的運動中多麼認真將大腿往外旋轉，只要屬於基底的後腳跟骨頭無法順利立起，就可能反而提升扁平足或高弓足的風險，必須特別留意。

只拉動後腳跟

❶躺在地板上，屈起膝蓋，僅後腳跟著地且抬起腳尖。

❷後腳跟繼續壓在地板上，施加將其拉往臀部的力量（後腳跟位置不變）。這時請確認小腿肚與大腿後側是否用力了呢？

❸就這樣張開髖關節，將大腿往外旋轉，並施加拉動後腳跟的力量。

❹維持這股力量的同時抬起臀部，就能夠感受到對臀部肌肉的作用。這時腹部也要用力，且腰部不要反折。藉「拉動壓往地面的後腳跟」增加效果，有助於提升身體後側的力量。

❺這個動作也能夠在其他平台上執行，同樣要施以拉動後腳跟似的力量。

❻抬起單腳能夠進一步提升強度。

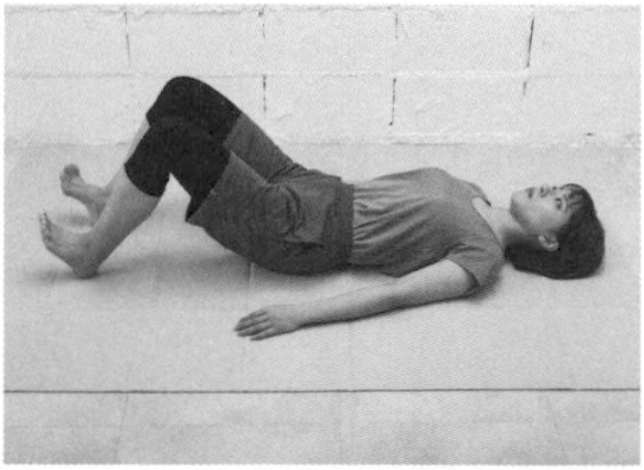

①躺在地板上屈起膝蓋、抬起腳尖。

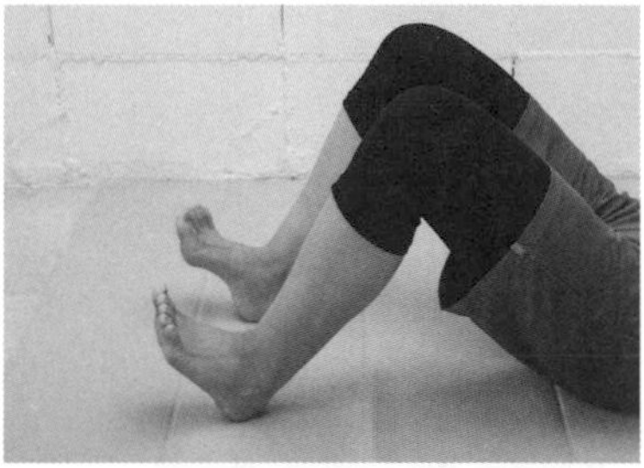

②後腳跟繼續壓住地板，以拖曳的施力方式用小腿肚、大腿後側出力。

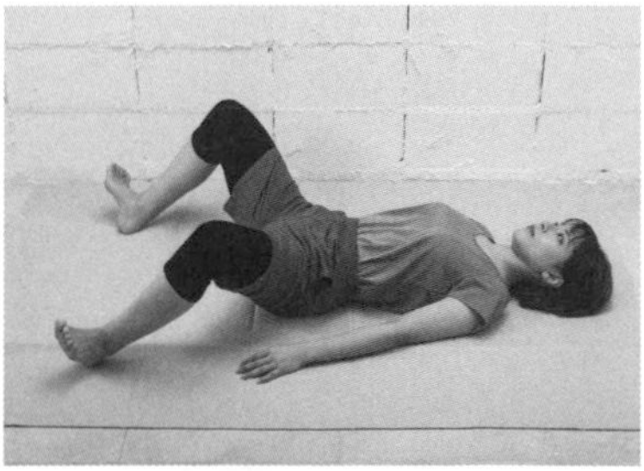

③後腳跟繼續壓住地板，同時打開膝蓋、腳尖與髖關節。

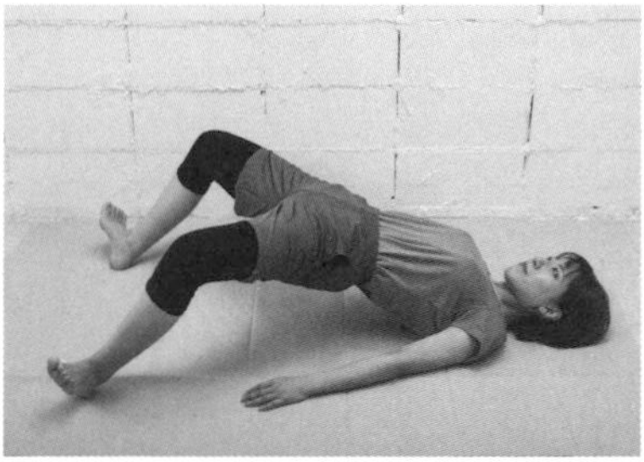

④這裡抬起臀部可達到提臀効果，但是要注意腰部別反折。

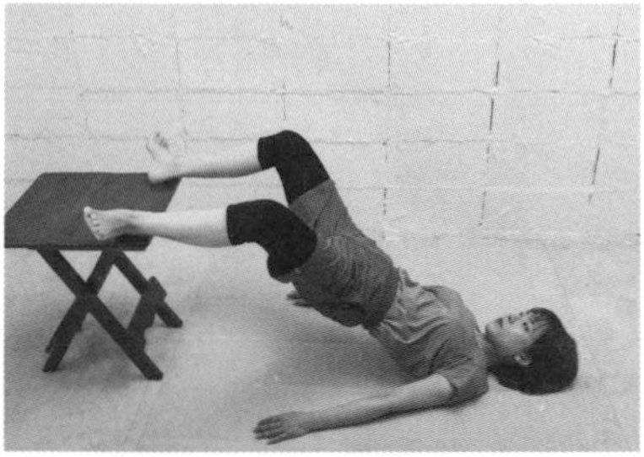

⑤力量足夠的人，也可以運用安全且具有高度的平台。

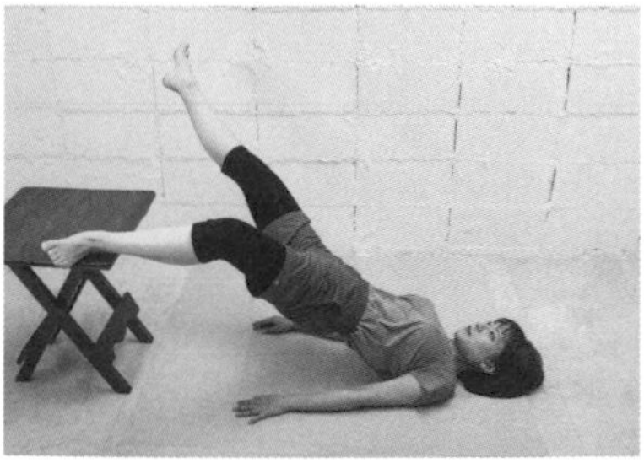

⑥可以抬起單腳執行。

我能在10天內治好膝蓋痛的原因

理解治療膝蓋痛的【原則】以及【鍛鍊1】、【鍛鍊2】、【鍛鍊3】，並運用在以往在做的運動上，會發現效果變得更好，走路方式也不一樣了。這些準則不僅能夠改善膝蓋，還有助於打造更強壯的效果，請各位務必嘗試。

下一章要介紹的【運動】中，彙整了膝蓋痛的人不擅長的動作。光是原本用於單純動作的肌肉使用頻率減少，就會引發「疼痛」。為了找出至今沒用到哪些肌肉，請各位務必仔細逐一嘗試。

「為什麼能夠在10天內治好呢？」曾有患者如此詢問，但是只要理解整個概念，會發現原來這「10天」是用來讓身體適應正確動作，從這個角度來看其實是很花時間的。像這樣以無數次的動作喚醒神經迴路後，皮膚也會恢復年輕光彩。

無論是什麼樣的人都每天持續老化，但是光是運用本書介紹的三大【鍛鍊】，就能夠有效保持年輕，請各位長久持續下去吧。

第 4 章

膝蓋不再疼痛的 5 種運動法

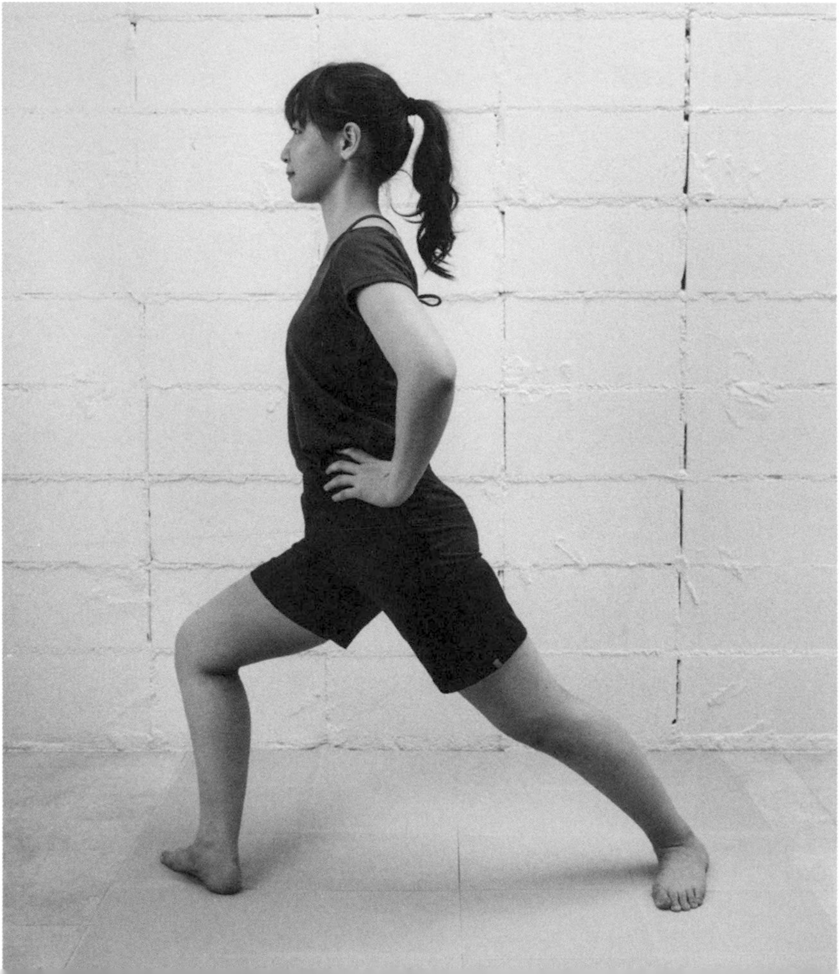

運動 1

伸展腳趾

避免「抓住地面走路」

「用抓住地面的方式走路吧！」各位是否聽過這個說法呢？我一直以為「抓住」是指腳趾用力彎曲，結果原來是誤會。

這邊就以手部示範了正確的「抓住」方式（左下照片）。

原來腳趾必須保持伸展狀態才行，但是卻從來沒人提過這一點。

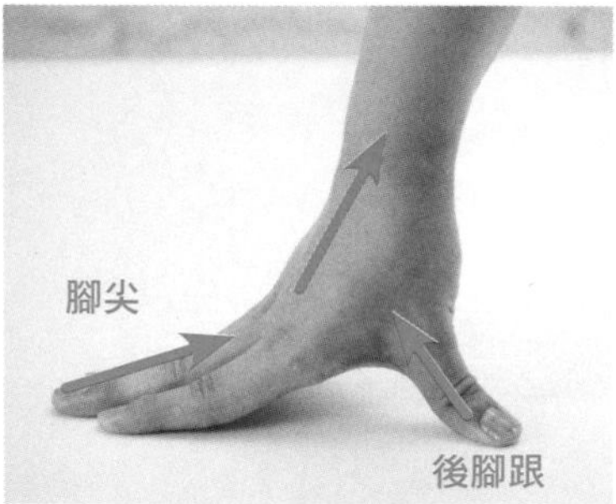

左圖為用手部示範「用腳抓住」的概念，以伸展的腳趾與後腳跟提起似的施力方法，才是正確的「抓住」。

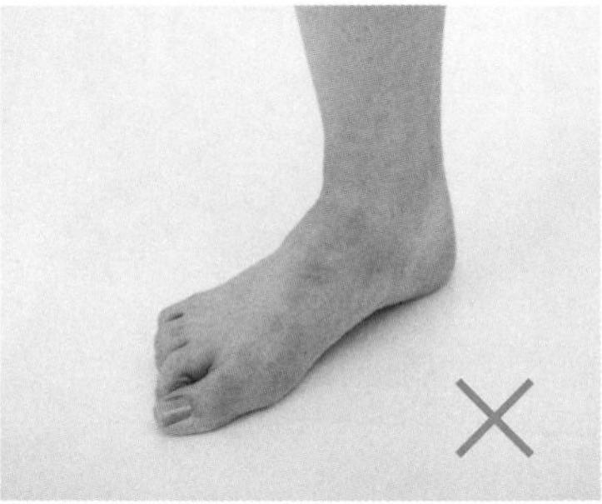
光是彎曲腳趾，是抓不住地面的。

演變成鐵鎚趾的原因

各位是否曾因彎曲腳趾穿鞋，造成腳趾長繭呢？穿上有跟的鞋子又會怎麼樣呢？要是以為可以彎曲腳趾穿高跟鞋，就太過危險了。

事實上彎曲腳趾會造成足弓場落，結果愈是努力走路就愈容易引發扁平足，放著不管就會進一步演變成鐵鎚趾（腳趾彎曲僵硬的狀態）。

三十多歲之前，就算把腳塞進不合腳的鞋子裡，脫鞋後很快就會恢復原狀，但是年過四十、五十、六十，年紀越大越會發現腳型已經回不去了。讓腳趾維持彎曲狀態的話，就會形成鐵鎚趾，足弓也會不斷塌落，所以請先確實伸展腳趾吧。

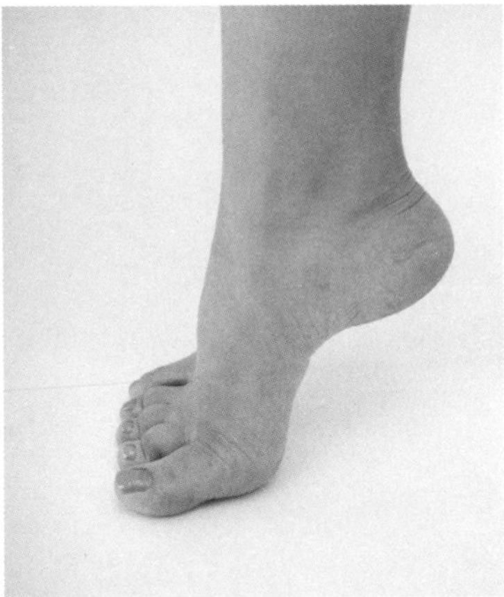

養成彎曲腳趾的習慣時，足弓就會愈來愈不明顯。

伸展彎曲的腳趾

❶將趾腹抵在牆壁。如果因為拇趾外翻等原因造成大拇趾根部疼痛，可以用矽利康等製成軟墊，夾在大拇趾與第二指之間使其張開，有機會改善疼痛，且通常事後拿掉矽利康後仍不會疼痛。

❷大拇趾至小趾間為傾斜狀態，可稍微調整角度伸展小趾。

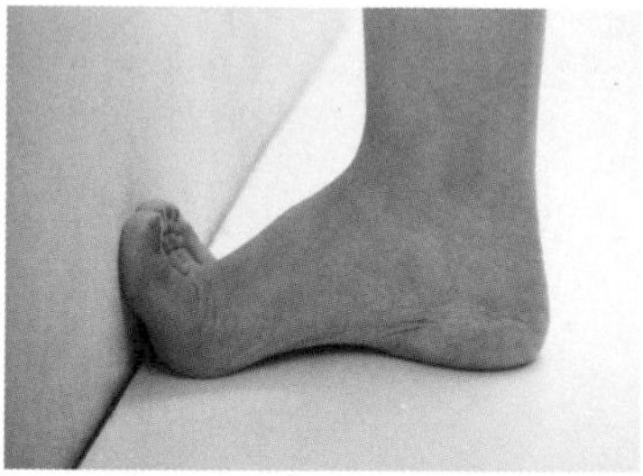

①將趾腹抵在牆壁上徹底伸展。

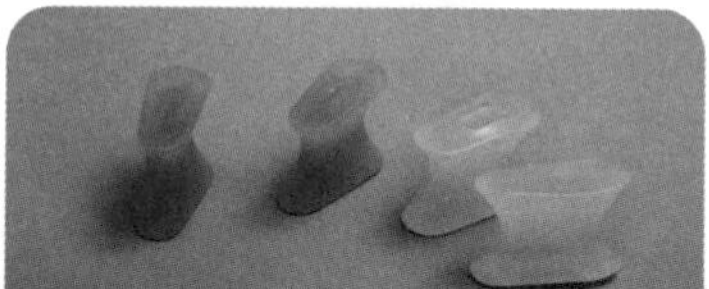

手工藝品店或五金行等都能夠買到矽利康。

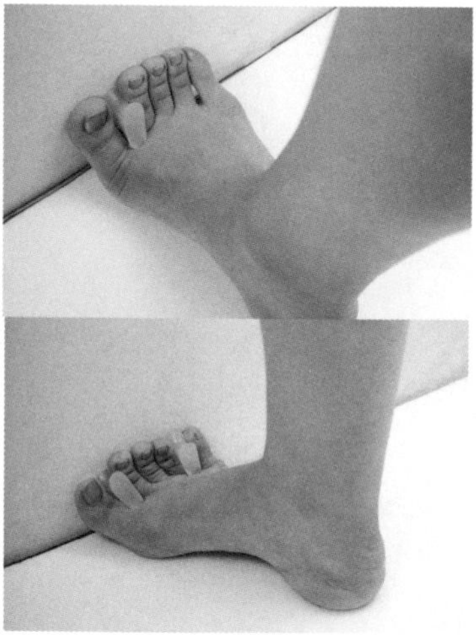

②大拇趾至小趾間有傾斜角度，所以稍微調整後腳跟位置，讓所有腳趾底部都得以伸展。

執行①的時候確認腳心是否大幅提高。

趾腹要確實抵在地板上，並將腳背抬高到最大極限，形成以伸展趾腹的方式踢地板的感覺。

穿高跟鞋鞋時也採用如此肌肉運用法即可，但是腳背韌帶過度伸展導致疼痛的人請勿勉強。

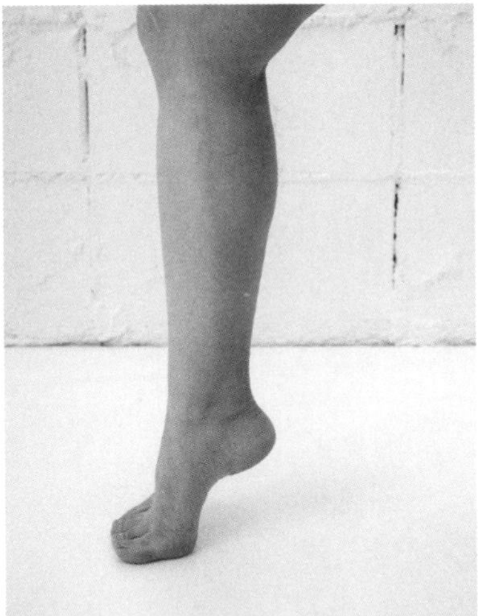

趾腹確實抵在地板上，並將腳背抬高至最大限度。

接下來要說明為何腳趾彎曲，腳心就無法抬高的原因。

腳趾彎曲，腳心不會往上抬的原因

這是「蚓狀肌」（Lumbricales muscle）無法正確運作所致。

腳掌有三處足弓，其中橫跨大拇趾根部至小趾根部的橫弓，承受過度負荷或是過度使用就會引發肌肉緊繃，導致蚓狀肌等的肌力變差。所以儘管腳趾可以彎曲，卻無法從根部的蹠骨趾節關節（趾掌關節）開始彎，如此一來，腳趾根部就會打開，最終形成闊跖足（足部橫弓塌落，腳掌變寬的狀態），並且容易演變成拇趾外翻或小趾內翻。

演變成這樣，整體足弓都會塌落，造成腳趾根部的底面出現「厚繭」。用來彎曲腳趾的肌肉（屈拇指長肌、屈趾長肌）過度強壯時，趾掌關節就會過度伸展。我的腳就是這樣，所以腳趾無法從趾掌關節開始彎曲。

蚓狀肌

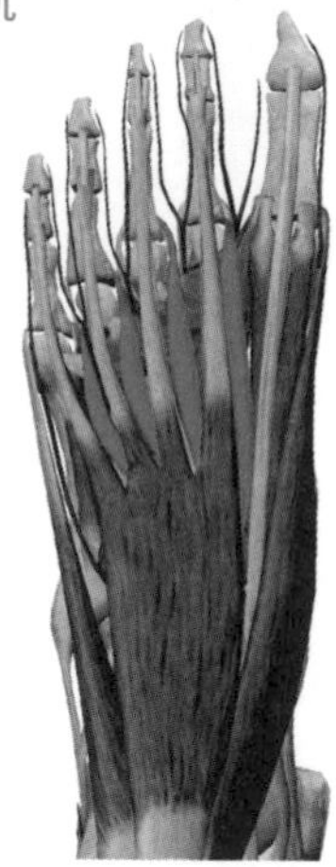

手部也有蚓狀肌

屈拇指長肌或屈趾長肌比較強壯，蚓狀肌無法順利運作的腳趾，很容易演變成「鐵鎚趾」。造成足部外翻，蹠屈力（伸展腳背的力量）變弱，站立時沒有足弓的狀態。

而芭蕾舞者的蚓狀肌就相當強壯，透過伸直腳趾的同時彎曲根部的方式鍛鍊足部。

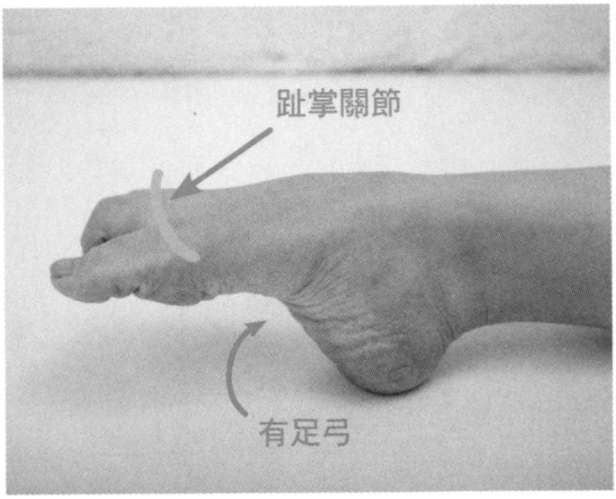

腳趾與腳趾根部都能夠彎曲的健康足部，照片中的大拇趾還能夠再彎一點。

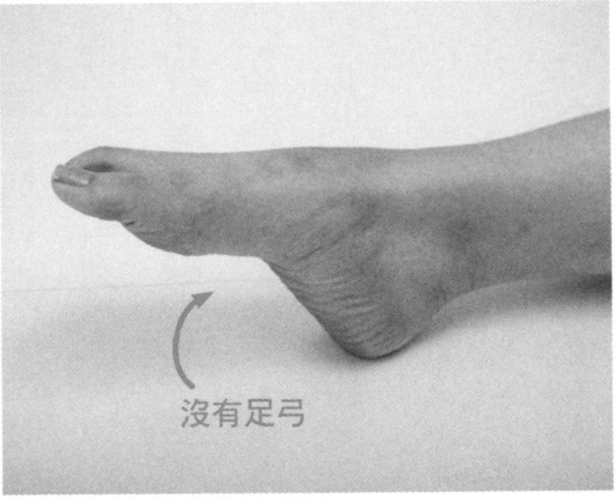

不管多麼努力，腳趾根部都無法彎曲。照片中乍看有足弓，實際站起就會發現完全塌陷。

在執行「以足部拉扯毛巾的運動」，用腳趾拉扯擺在地板上的毛巾時，不可以只彎曲腳趾，必須運用腳趾根部的彎曲進行。雖然這個運動只會用到小小的腳趾，卻能夠改變身體後側的施力狀態，效果驚豔。所以在日常中請頻繁伸展腳趾，並試著在做出「踢」的動作時不要彎曲腳趾。這種在趾腹施力的同時伸展的狀態，就是本書所述的「縮伸」。相信執行時腳背就能夠確實往上抬高，達成真正的「用抓住地面的方式走路」。

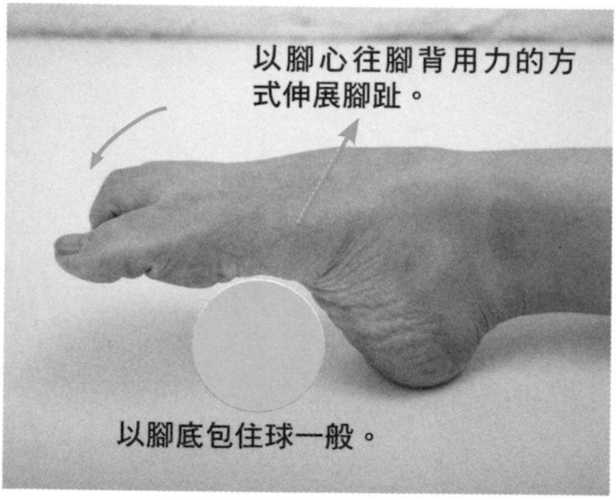
以腳心往腳背用力的方式伸展腳趾。
以腳底包住球一般。

伸展腳趾的狀態下彎曲根部。雖然阿基里斯腱縮起，卻會受到腳底抓地的力量拉伸，形成「縮伸」的狀態。這是高度的芭蕾技巧。

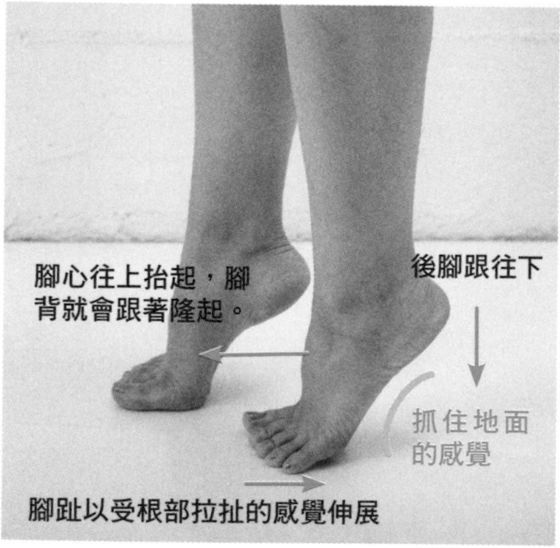
腳心往上抬起，腳背就會跟著隆起。
後腳跟往下
抓住地面的感覺
腳趾以受根部拉扯的感覺伸展

伸展的腳趾與後腳跟帶來的抓力，也會對後腳跟壓在地板上的重心造成影響，形成一種往上抬的奇妙平衡。

運動②

打造夾住的力量

坐姿不良不是「骨盆錯位」造成的

有位國中女生遭批評「姿勢不佳」，所以就來找我諮詢。

「我覺得自己的骨盆錯位了。」

「咦？為什麼會這麼想？」

「因為我搭電車的時候，腳都會開開的。」

這令我相當驚訝，坦白說，我對現今隨隨便便就歸咎於「骨盆錯位」的風潮抱持疑問。我先確認她的肌力與運動方式，結果發現只是維持姿勢的肌力不足，而且她也不曉得正確的姿勢施力方式，與骨盆錯位等沒有關係。單純是腹肌、合併大腿的肌肉與內收肌的肌力較弱。

我前陣子搭電車時，有三名國中女生（運動型）坐在我前方，雖然她們醒著，卻三個人的雙腿都大開，讓我不知道視線該往哪兒擺才好。這不是「女孩子家要闔上雙腿」的問題，而是男女在日常生活中用到內收肌的場合都減少所致。內收肌與腹肌息息相關，放著不管時可能演變成生殖器官疾病或漏尿等，必須特別留意。

我會拍攝患者們走路的影片檢視，其中有些人走路時足部會超出身體中心線，但是大部分的人沒看影片都不曉得。這類型的人通常是外八造成的膝蓋痛，他們走路時不僅腿部敞開，膝蓋也會愈來愈彎曲，所以這種情況就應鍛鍊【鍛鍊2】（115頁）談到的膕肌以及內收肌。

鍛鍊內收肌的4種運動

幫助雙腿併攏的深蹲

❶雙腿站開，腳尖朝外，抬起腳趾。接著如【鍛鍊1】（89頁）讓身體後側施力，搭配小趾往外張開的動作會更有效果。

❷邊注意上半身別往前倒，邊輕輕彎曲膝蓋。

❸進一步用力讓雙腿的後腳跟併攏，同時伸展膝蓋。這時再將後腳跟加以往內側伸展（立起後腳跟），效果會更好。這邊請參考【鍛鍊3】（129頁）吧。

使力讓髖關節外旋，能夠帶來提臀的效果。這項運動的「縮伸」，主要是發揮在大腿內側至後腳跟以及腳底。同時也請嘗試不要抬起腳尖，也不要留意後腳跟的做法，並比較兩者有什麼不同吧，相信可以感受到臀部抬高的方式有差。

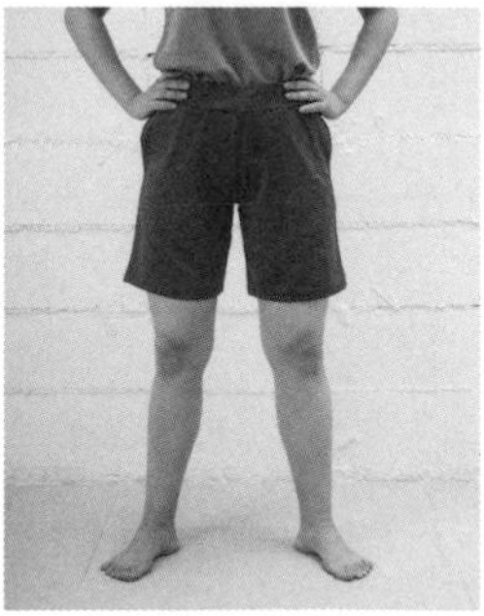

①腳尖與膝蓋朝著同方向站力，抬起腳趾、張開小趾會更有效果。

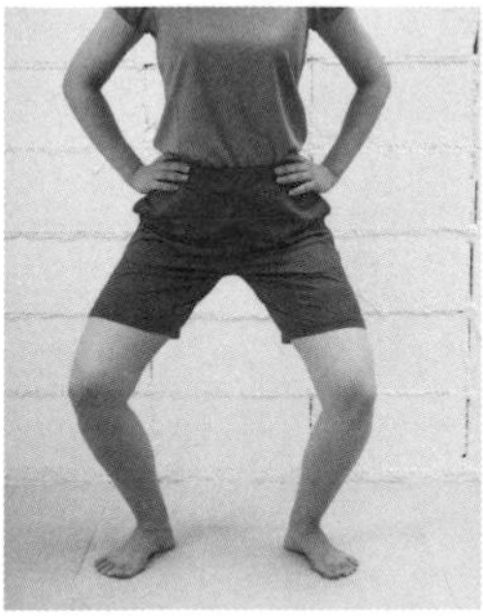

②稍微彎曲膝蓋，切記別低頭看腳尖。

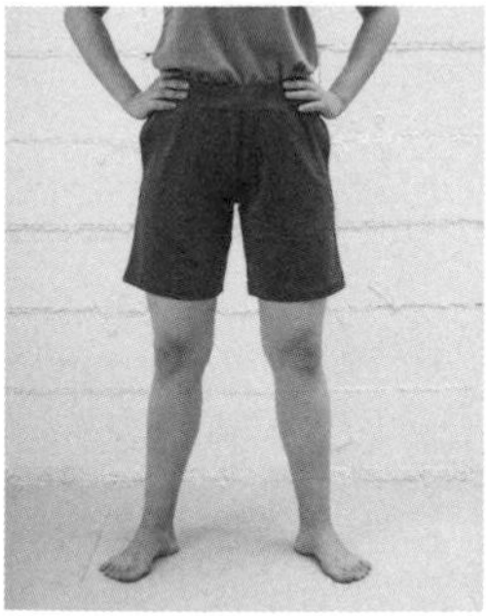

③執行時別忽略骨盆方向。收緊後腳跟至大腿間的線條。

藉腿部內轉的瑜珈來排毒

❶屈起左腿後坐在地板上。

❷將上半身扭往左側，右臂伸直且手肘壓在右膝上以強化身體的扭轉。這時左腿的髖關節會內轉（往內側），腳踝則反過來以後腳跟為軸心，將腳尖往外側外轉。這時請吐氣將身體的「力向量」（Force vector）集中在腹部吧。臉部朝向斜上方，骨盆稍微往前傾，就能夠提高對腹部的作用。

這項瑜珈又具排毒效果，對腹部很有效，但是要將力向量集中在腹部時，足部與腿部的方向也非常重要，所以本書運用這個動作提升腿部的內轉力。

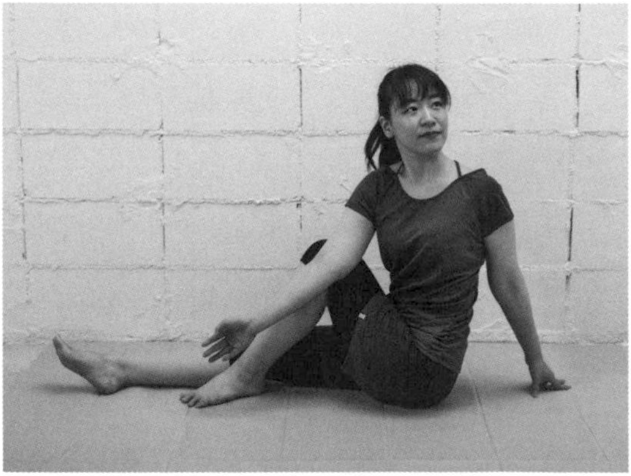

只做出表面姿勢沒有意義，必須了解各處的用力方式，才能夠提升效果。

藉臀部收緊膝蓋

❶坐在椅子等物體上。

❷從兩側夾緊後腳跟與膝蓋，這時再搭配大腿外旋的力量，臀部自然而然會跟著施力，收緊整個下半身。

這裡運用【鍛鍊1・2・3】的話，就能夠感受到身體從後側收緊了膝蓋。

坐著時打造腿部流線（扭轉），將腳背往前挺出，能夠讓腿看起來更修長優美，姿勢也漂亮許多。

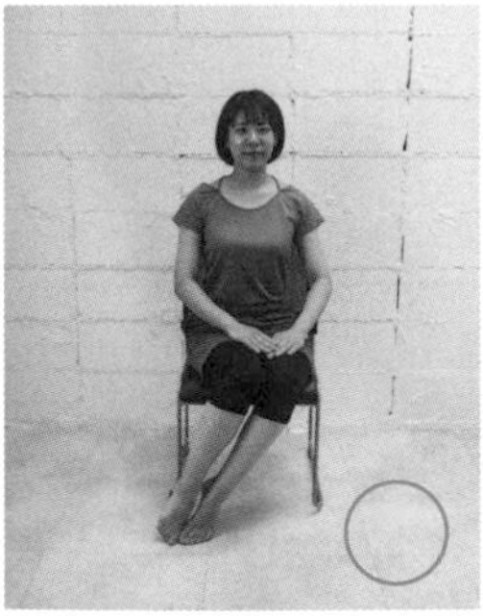

將腳背往前挺出，打造出腿部流線（扭轉），讓腿部看起來更長。

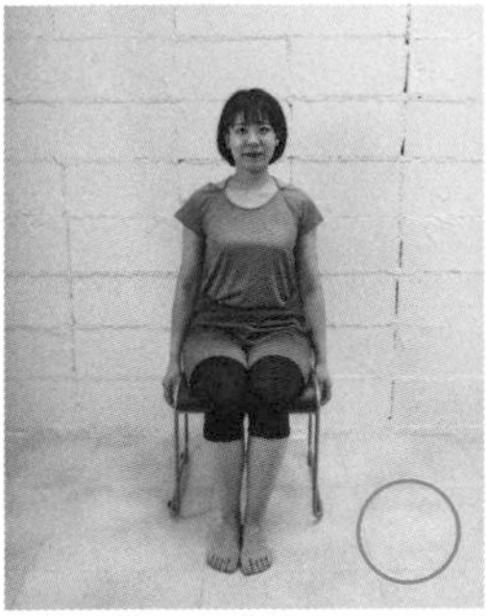

用身體後側的力量坐著，腹部自然會收起。

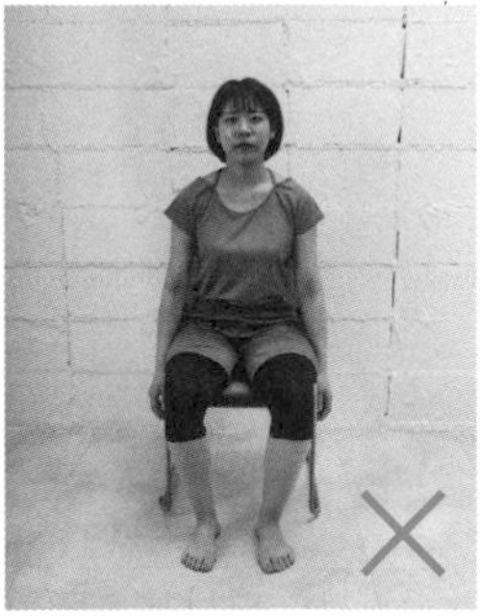

搭電車等很常看到的姿勢。

模仿街舞「羅傑兔子舞」

❶ 身體往前拱起的同時，彎曲右腿膝蓋後抬起（身體維持下壓）。數1！

❷ 身體往上挺直的同時伸長右腿，將大腿從外側轉往軸心所在的左腿後面（身體維持挺直）。數2！

❸ 左右腿交叉著地的同時抬起左腿（身體下壓）。數1！

❹ 將左腿轉到右腿後方，著地的同時抬起右腿。數2！

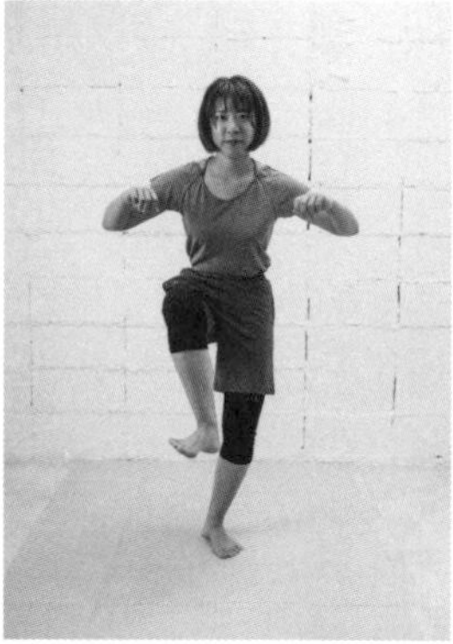

①「1」的時候彎曲單腿膝蓋、拱圓身體，大腿要往外側轉動。

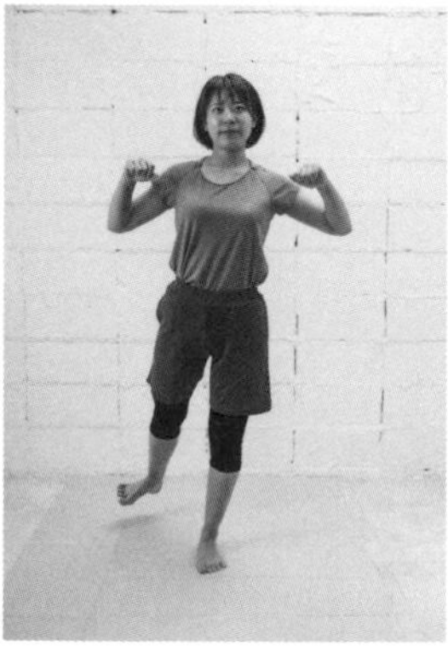

②「2」要伸直抬起的腿，邊將腿往外側轉動的同時挺起身體。

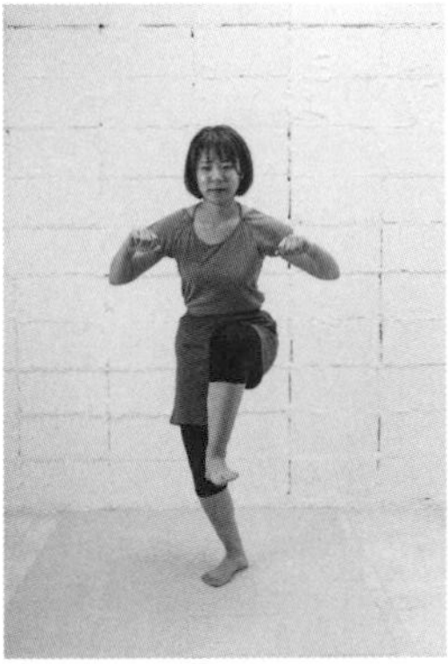

③用身體後側的力量坐著，腹部自然會收起。

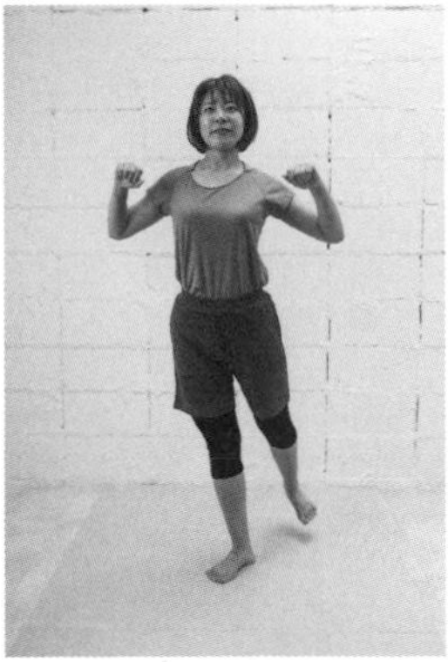

④用身體後側的力量坐著，腹部自然會收起。

這裡要注意軸心所在腿的膝蓋別收往內側。

看起來很困難，但是只要掌握訣竅就相當簡單。但是這個動作需要足夠的肌力支撐身體，因此很多人做不出來，但是沒關係，最重要的就是「先嘗試看看」。光是嘗試就具有輕度有氧運動的效果，很適合不太常出門的人。雙腿交叉的動作能夠鍛鍊內收肌，所以請努力嘗試吧。

X型腿會使雙膝貼在一起，所以很常有人以為這樣的狀況代表具備內轉力，但是其實內轉力很弱的人卻意外得多，令人訝異。執行這項運動時會感受到腹部的用力，所以失去讓雙腿完全併攏的內轉力時，對腹部也會產生影響。

運動 3

伸展髖關節

髖關節伸展的留意事項

有時初期的膝蓋痛只要伸展髖關節就能夠治癒，「髖關節？我有伸展啊！」態度隨便的話，症狀會在不知不覺間惡化，就算本來不痛也可能遲早痛起來，所以平常請多加留意伸展。

有很多運動都能夠伸展髖關節，但是大多數的人都「只是反折腰部」，沒有真的伸展到髖關節。

X型腿常見的腰椎過度前彎（腰部反折），就會受到骨盆前傾的影響，乍看伸展了髖關節，實際上卻只是將腰部往後折而已。正確做法還要搭配「縮小腹」，但是縮小腹其實也與踢力有關，所以請一點一滴慢慢拓寬可活動範圍吧。

錯誤運動範例

這些動作只會造成腰部反折，無法伸展髖關節。

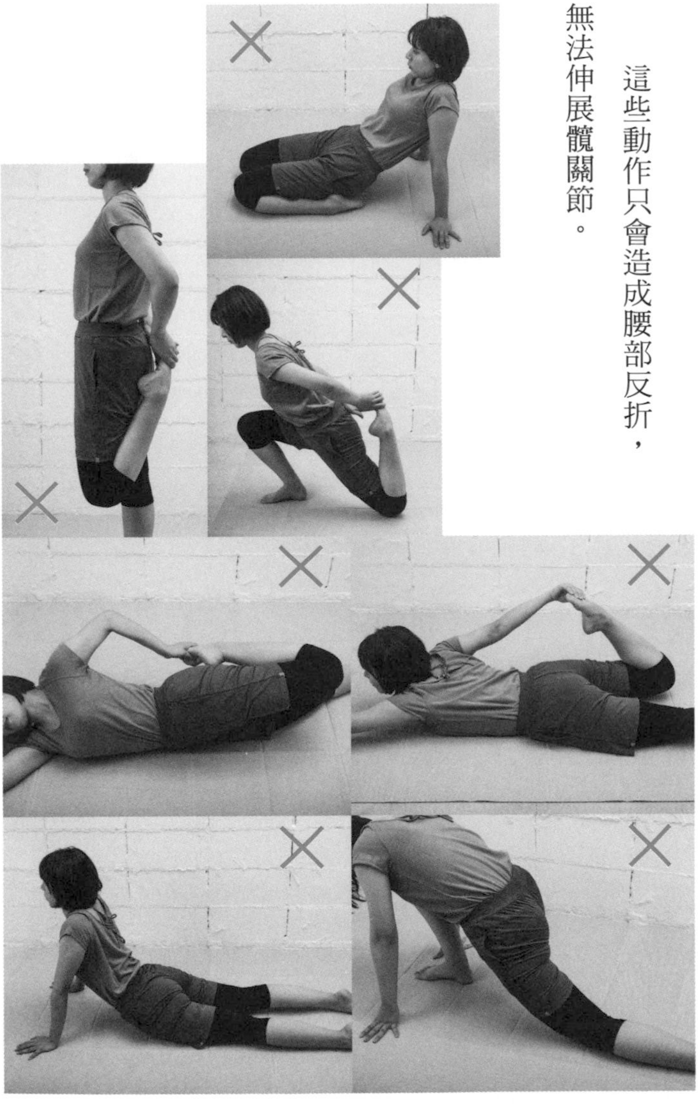

伸展髖關節的4種動作

跨過平台的髖關節伸展

❶踩在地板或椅子上，以跨過的方式將另一腿伸往後方。透過後腳的大腿外旋、內旋等轉動方向以伸展髖關節，就像伸展鼠蹊部一樣。

這時腹部要用力，腰部不要反折。

❷抬起後腳跟會更方便伸展，但要注意別反折腰部，並且要換腳進行。

以按壓大腿的方式將整個身體往前挪動，能夠達到「縮伸」的效果。雖然這是伸

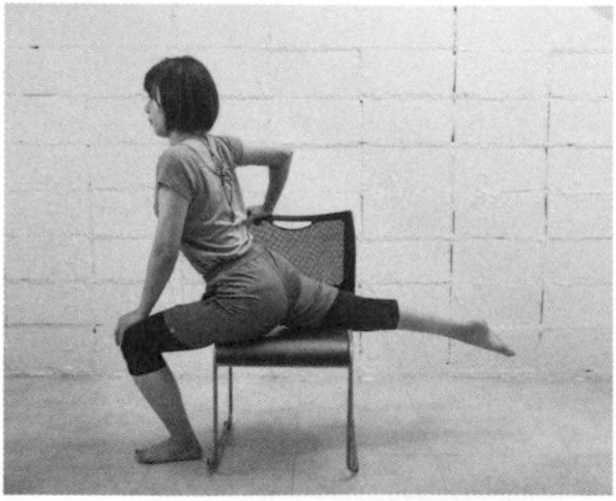

①選擇穩定的椅子等進行。注意腰部不要反折，並維持在自己覺得舒服的範圍內即可。

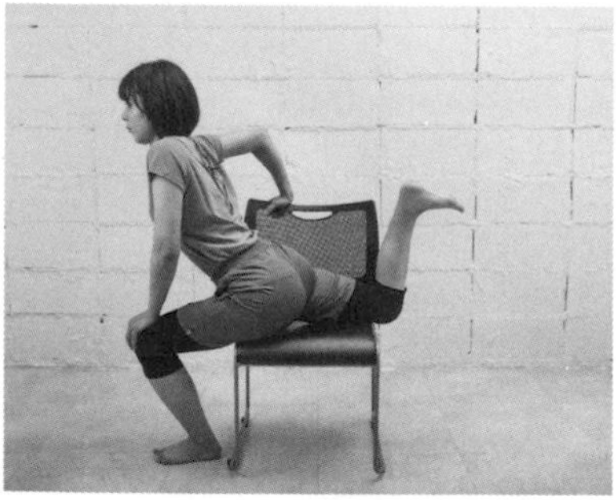

②抬起後腳跟時要注意別反折腰部。

展髖關節的運動，但是出力時臀部肌肉與膕繩肌也會用力，有助於強化這部分的肌肉。

有助於O型腿矯正的髖關節伸展

①坐在地板後，彎曲前腳、伸展後腳，以轉動後腳大腿的方式，在改變方向之餘伸展髖關節，同時也伸展鼠蹊部吧。這時要注意腹部用力，腰部不要反折。

②接著要運動前腳膝蓋以下的部位。先讓前腳大腿外旋並彎起膝蓋，接著著重膝蓋以下折起的部位，將膝蓋與後腳跟慢慢挪往正側邊。O型腿的膝蓋以下多半有朝外扭轉的問題，這個動作有助於將腿收往內側。

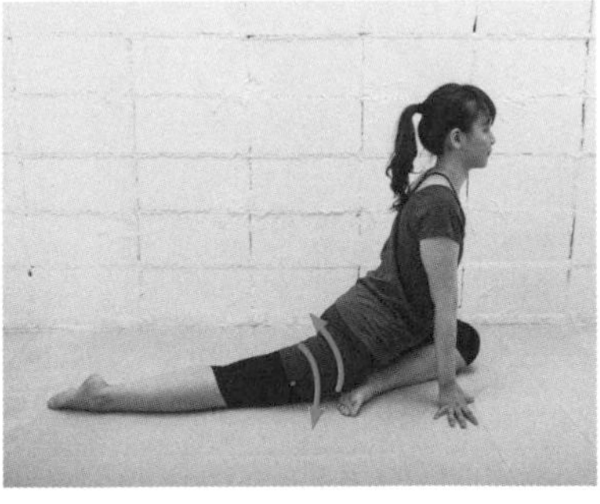

①坐在地板上，折起前腳、伸直後腳以伸展髖關節。

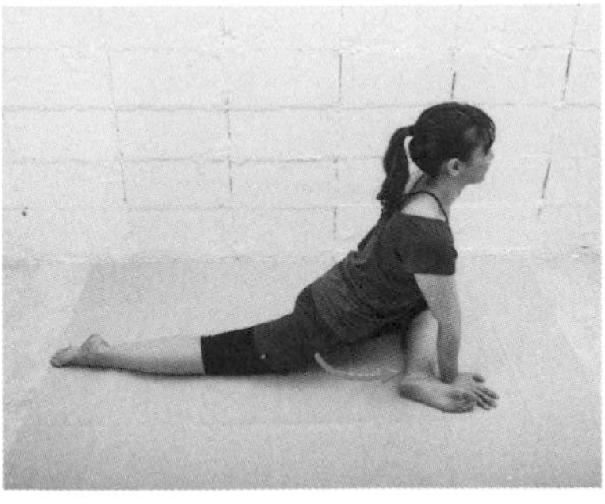

②目標是正確伸展髖關節，記得上半身不要反折。

雖然只有以自身重量為負荷時不會有危險，但仍嚴禁勉強執行。

因為必須用雙臂支撐身體，所以出乎預料地全身都會用到，甚至能夠實際感受到對腹肌的效果。

大腿外旋的單腳深蹲

❶雙腿前後大幅跨開，雙腿的腳尖均朝外打開，骨盆盡可能往前挺出。前腳的膝蓋要彎曲，後腳的則要伸直，雙腿（髖關節）都要朝外轉動。

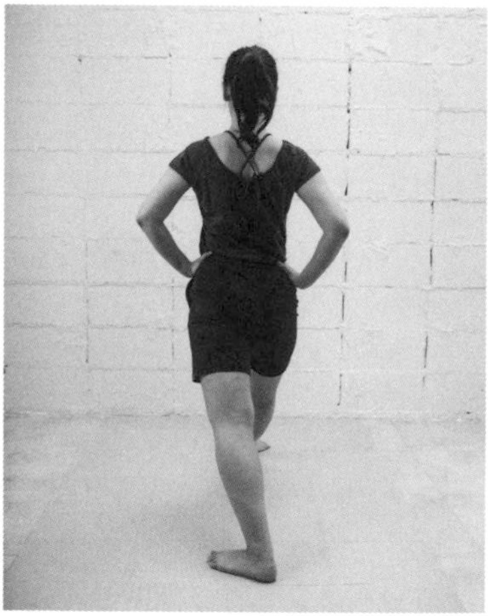

①左右腳尖朝向外側，骨盆盡量往前。

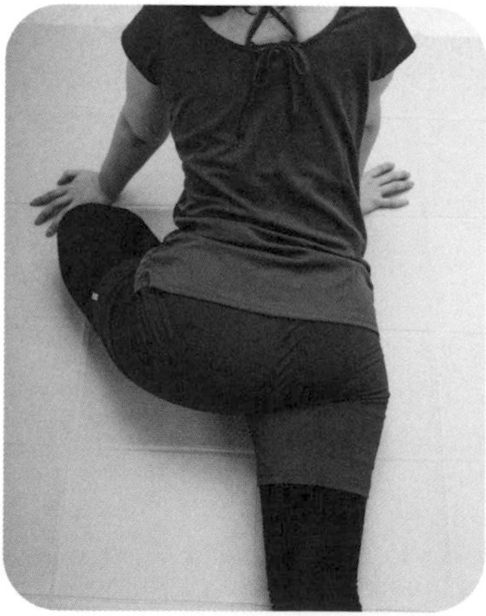

從後面看的模樣，前腳與大腿都外旋的狀態。

❷邊吐氣邊彎曲前腳膝蓋，慢慢地將上半身下壓（降下的感覺，不要往前），並避免腰部反折。

這裡要將大腿確實往外轉動，但是執行時也要伸展內側肌肉以立起「後腳跟」，所以必須特別留意「從後腳跟到小趾側」的施力狀態。

不明白的時候請參考【鍛鍊1】（89頁）的「足部收束」，再搭配【鍛鍊2】（115頁）與【鍛鍊3】（129頁）的話效果就更好了。

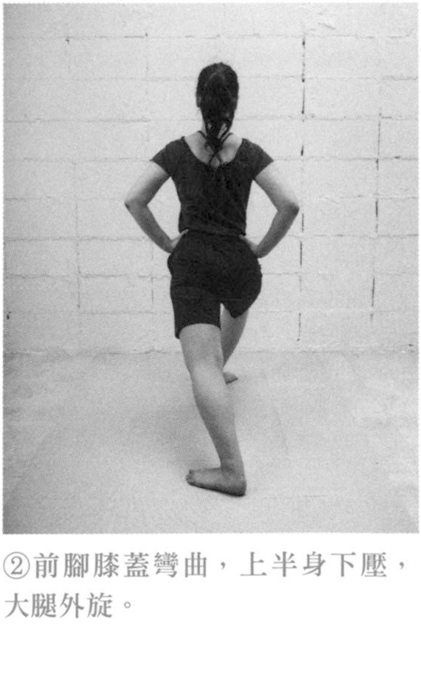

②前腳膝蓋彎曲，上半身下壓，大腿外旋。

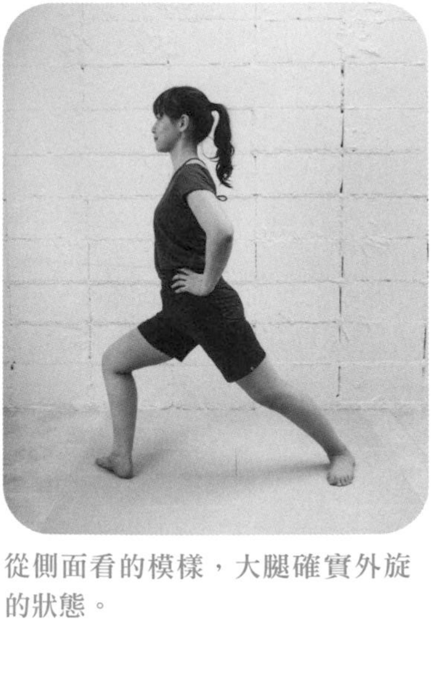

從側面看的模樣，大腿確實外旋的狀態。

張開雙腿的駱駝姿勢

❶膝蓋打開跪在地板上，並立起腳尖。有拇趾外翻等問題所以大拇趾會痛時，也可以伸直腳趾，讓腳背貼在地板上。

❷手臂往後伸直以抓住後腳跟（抓不到也沒關係）。維持大腿與地板互相垂直的狀態，將上半身往後倒。同時要夾背、挺胸、縮下巴，不要抬高下巴或是身體變形。

❸往後倒至能力範圍內最低處時，就回來原本的位置。當然回來時，也要正確運用肌肉。

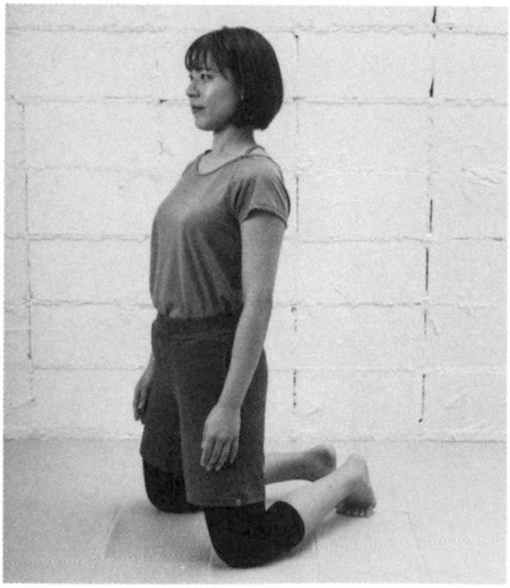

①腳趾伸展後貼地，就能夠打造出足弓。這時請量力而為。

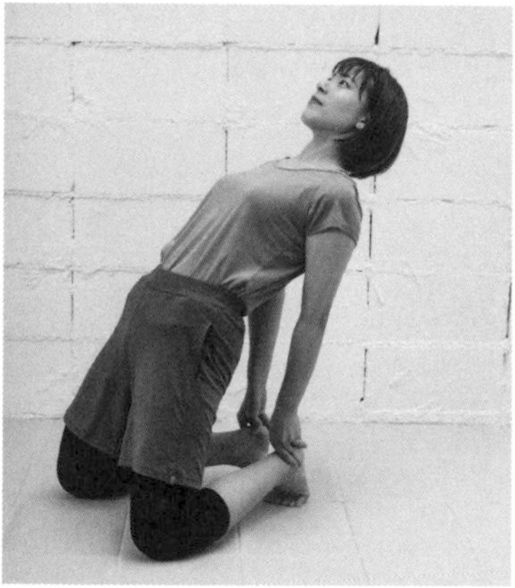

②③上半身往後方倒下後，再慢慢回到原本的位置。

執行時腹部沒用力的話，可能因為腰部反折造成腰痛，必須特別留意。光憑這個動作就能實現髖關節外旋、伸展，並促成身體後側（臀部、膕繩肌、小腿肚）用力，還可以用到腿側的肌肉。胸膛會更寬廣、背部也會更有力，所以請從稍微往後倒開始嘗試吧。剛開始也可以僅以右手或左手抓住後腳跟，先從單邊開始練習。

通常僅伸展髖關節就能夠治癒膝蓋，我自己的初期膝蓋痛，也是透過伸展髖關節治好的。

大腿前側與小腿易胖的原因

與膝關節運動相關的肌肉中，有一部分也與髖關節的動作息息相關。

膝關節伸展：股直肌、股外肌、股中肌、股內肌（總稱為股四頭肌）

膝關節屈曲：縫匠肌、股二頭肌、半腱肌、半膜肌、股薄肌、腓腸肌、膕肌、足底肌

大腿前側的四塊肌肉總稱為「股四頭肌」。

這四塊肌肉中，只有股直肌起始於骨盆的骨頭，並橫跨髖關節與膝關節。如126頁的小單元⑤「進一步解說膕肌」所述，膕肌是單關節肌，股直肌則是橫跨兩個關節的「雙關節肌」。

了解雙關節肌，就能改善腿形

股直肌能夠做到下列這兩種動作：

- 髖關節屈曲
- 膝關節伸展

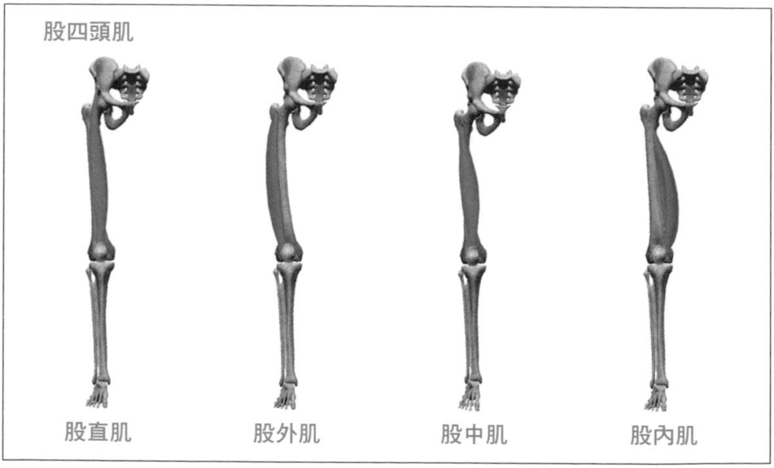

大腿上的四塊肌肉。

但是股直肌並不擅長兩者同時進行，而這也是雙關節肌的特　。股直肌會在髖關節或是膝關節伸展時發揮作用，舉例來說，就是正在踢足球時或是抬起後腿準備要踢時的狀態。

股四頭肌剩下的3塊肌肉（股外肌、股中肌、股內肌）都是單關節肌，所以才能夠徹底伸展膝關節。要在髖關節屈曲狀態伸展膝蓋，動到的不是股直肌而是其他3塊肌肉，舉例來說，就是剛踢完足球的狀態。

骨盆前傾型的髖關節容易呈屈曲狀態，總是維持腿部往前抬高、膝蓋

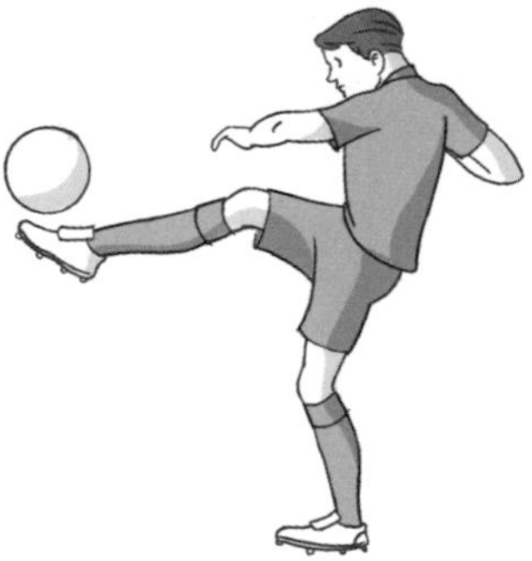

踢到的瞬間，會藉股肌群使髖關節屈曲至最大限度。

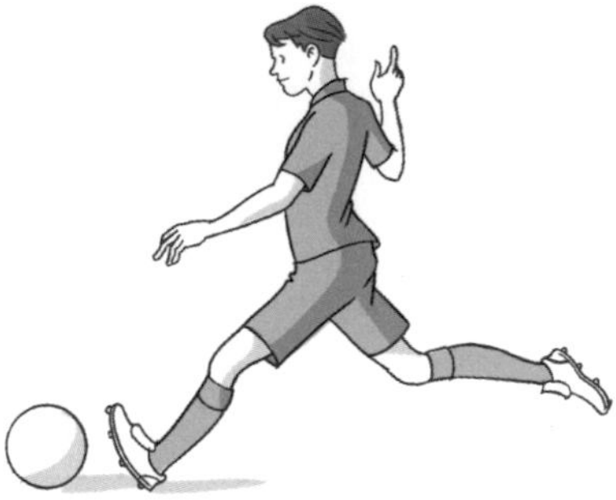

要踢之前會伸展股直肌，以增加力量與速度。

伸直的姿勢，因此大腿前側會比較健壯。

「既然如此，只要伸展髖關節，再將大腿往後伸展就行了對吧？」

確實是如此，但是這個類型的人通常有嚴重的腰椎前彎問題，很多時候這麼做只是在反折腰部，沒有真的伸展到髖關節。結果愈做股直肌就愈僵硬，還會因為一直將骨盆往前拉，導致骨盆更加前傾。想要改善這個問題，只能仰賴腹肌的力量了。各位是否擁有腹肌呢？腹肌的力量是否衰退了呢？

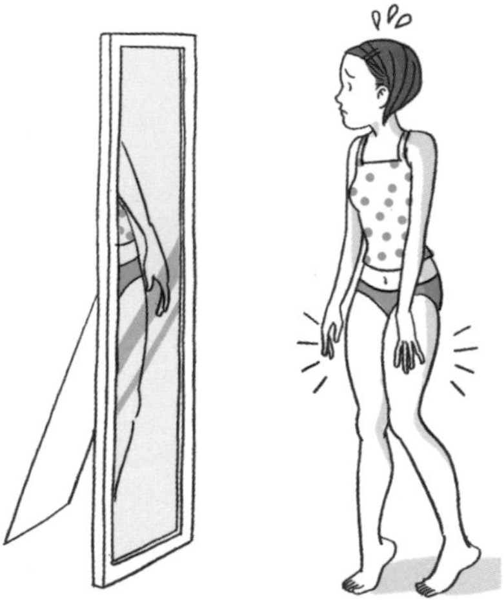

一直彎曲髖關節的話，大腿前側會變得健壯，骨盆前傾型的人應特別留意。

O型腿的人大腿前側粗壯的原因

位在大腿前側的股外肌收縮時，會從外側強烈拉扯膝蓋髕骨，進而引發膝蓋髕骨亞脫臼或脫臼。這3個股肌群同時收縮，就能夠伸展膝關節。在髖關節屈曲的同時伸展，效果是最好的，所以在身體前傾的狀態下伸展膝蓋，這三處股肌群的作用會大於股直肌。這也是為什麼總是前傾的O型腿，容易有大腿前側粗壯的困擾。

接著從走路或跑步等的角度思考吧。膝反屈時總是在還沒伸展到髖關節，就邁出另外一隻腳，或是藉由整個腳掌踏住地面維持平衡，因此小腿肚就會比較粗壯。

每個狀況背後都複雜成因，而沒有正常伸展髖關節的話，總有一天會發生步幅變窄，或是髖關節、膝蓋與腳底不協調、無法出力、站不起來等問題。

執行伸展髖關節與彎曲膝蓋的動作

不知道各位是否有注意到，至今談過的都彼此息息相關。為了保養髖關節而伸展時，後腳也會跟著拉伸，這時當然也要伸展膝蓋才會比較好做。

但是要在伸展髖關節的同時彎曲膝蓋卻非常困難，尤其膝蓋出問題的時候，要下樓梯就會格外不知道該怎麼辦才好。

這邊要請各位首重髖關節的伸展運動，因為膝蓋痛而不敢彎曲，會使股四頭肌一直呈現在緊繃狀態。所以會希望各位在伸展髖關節時，也儘早一併進行彎曲膝蓋的伸展運動。各位不妨在泡澡時在浴缸中練習跪坐，或是用溫水邊沖膝蓋邊試著彎曲。

這些動作都愈早執行愈好，所以我自己也曾經邊呻吟邊努力。復健向來都是又痛又可怕，但還是要一起努力跨越。

伸展髖關節的肌肉施力相關，將於接下來的【運動4】中說明。

小單元❻

長者行車易有事故的原因

長者的肌肉與關節特性是行車事故的原因

最近經常聽到年長駕駛人的行車事故，曾有報導懷疑「主因是外八」，但是我認為有一部份也與肌肉、關節的運動特性有關。

膝蓋以下的肌肉有腓腸肌與比目魚肌，這兩塊肌肉各自相連的肌腱，又結合成阿基里斯腱，並與後腳跟的骨頭相連。

腓腸肌的功能是：

- 彎曲膝關節
- 伸展腳背（蹠屈）

但是畢竟是雙關節肌，所以無法同時進行。因此開車時座位調得太前面，就會呈現膝蓋彎曲的姿勢，對踩剎車造成阻礙。

而位在腓腸肌下的是比目魚肌。

比目魚肌是單關節肌，能夠全力處理足部蹠屈。

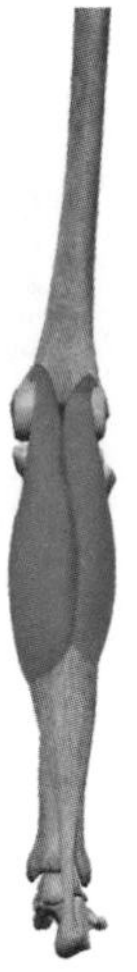

腹肌（右腳）

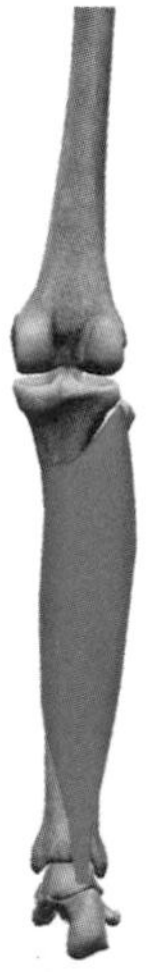

比目魚肌（右腳）

所以我推測會不會是長者「嗚哇！」地嚇了一跳而伸直膝蓋，腳背也跟著伸展導致重踩油門才會發生意外。人類受到驚嚇時會伸直雙腿，例如：被路邊老鼠嚇到時，可能會做出直直「跳」往旁邊的動作，也就是所謂的「跳躍」，而這個動作就是足部蹠屈與膝蓋伸展造成的。想要進行足部背屈（抬高腳背）時只要彎曲膝蓋就好，但是「老化」造成的反射能力衰退，卻會讓人無法如願做出動作。「我打電動時發現自己反射能力變差，所以就繳回了駕照。」所以願意這麼做的加山雄三，實在是很棒的一個人。

強化身體後側的肌肉

膝蓋伸直，足部就可以蹠屈（腳背伸直，可以踢）。

膝蓋彎曲，足部就難以蹠屈（無法踢）。沒辦法踢就沒辦法鍛鍊身體後側的肌肉，所以膝蓋會痛也是顯而易見的。

這時各位可能會浮現幾個問題，那就是膝反屈會怎樣？有很強的踢力又能怎樣？

事實上膝反屈過強時，足部會呈現蹠屈狀態，導致過度使用伸展膝蓋用的股四頭肌與彎曲膝蓋用的腓腸肌、比目魚肌、足底肌。腓腸肌變弱的話，就容易形成前傾的姿勢。比目魚肌變弱的話，就容易引發膝反屈。由於膕繩肌與比目魚肌肌力變差也會引發膝反屈，所以請鍛鍊膕肌以強化身體後側的肌肉吧。

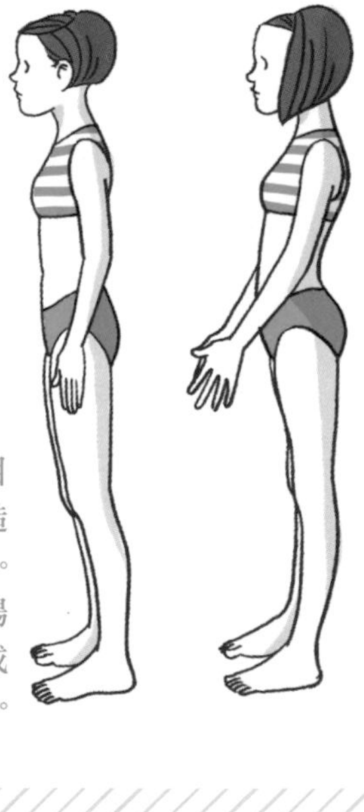

右邊是比目魚肌變弱造成的過伸展。左邊是腓腸肌變弱造成的前傾姿勢。

運動 4

打造踢力

抬起下半身的力量——「踢力」

讀到這裡，各位是否已經了解身體哪些肌肉不足，會引發膝蓋痛了呢？體型會隨著年齡改變，漸漸地也會有鬆弛的問題吧？以下半身來說最顯眼的就是「膝蓋」、「臀部」、「腹部」，上半身則是「胸」、「上臂」、「頸部、臉頰、嘴角、眼尾」，這些部位都很明顯與年輕人不同，日常動作也不像年輕時那麼流暢，相信很多人連早上起床都覺得很吃力吧。

但是只要有能夠俐落抬起下半身的肌力，自然就能夠順利抬起上半身。

這時的關鍵就是「踢力」。有時膝蓋光是將腳尖伸進運動鞋並以後腳跟踩下就會痛，有時光是要拆掉綁得很牢固的鞋帶也會痛。不管是哪一個動作，其實都需要

「踢力」。如果現在已經會膝蓋痛的話，請警告自己，身體老化的速度已經變快了，所以更需要鍛鍊。

強化「踢力」的5種動作

藉動作找出「踢」會用到的肌肉

❶用手扶在桌子或牆壁並稍微彎腰，雙腳一前一後且後腳跟都稍微抬起，前腳的腳趾與根部壓住地板的同時，施加往後的力道（位置不變）。後腳則要反過來施加往前的力道，藉此在位置不變的情況下，讓雙腿互相拉扯。

將前腳想像成掃把，就好像「要壓住地面以掃掉極細垃圾」的感覺，腳趾不要彎曲，要確實伸展，並以趾腹貼住地板。趾腹無法貼住地板的人，就在能力所及的範圍內伸展腳趾吧。後腳跟則與【鍛鍊3】（129頁）相同。

②這次要稍微抬高前腳背試試看。相信各位愈來愈能感受到小腿肚、大腿後側（膕繩肌）與臀部的用力了吧？骨盆過於反折或過低時，可能較難搞清楚施力部位，所以請多嘗試不同的角度吧。

③前腳稍微往後下壓，然後進一步抬高腳背、壓緊腳趾，讓身體的施力互相拉扯。

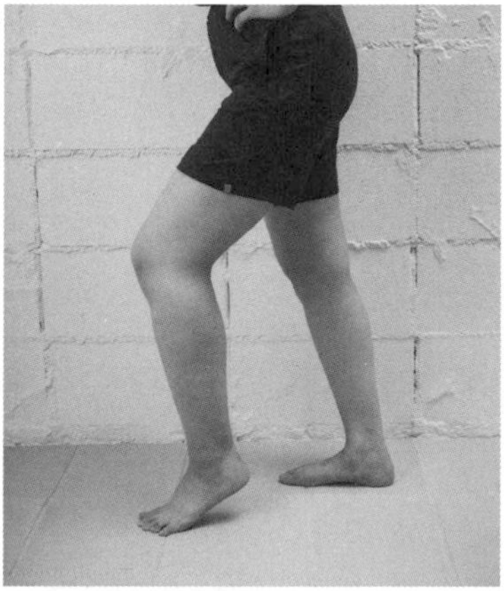

①執行時將腳趾想像成掃把的纖維，腳趾根部則為纖維根部。稍微抬起前腳的後腳跟，趾腹與根部都維持貼地狀態往後腳拉動。

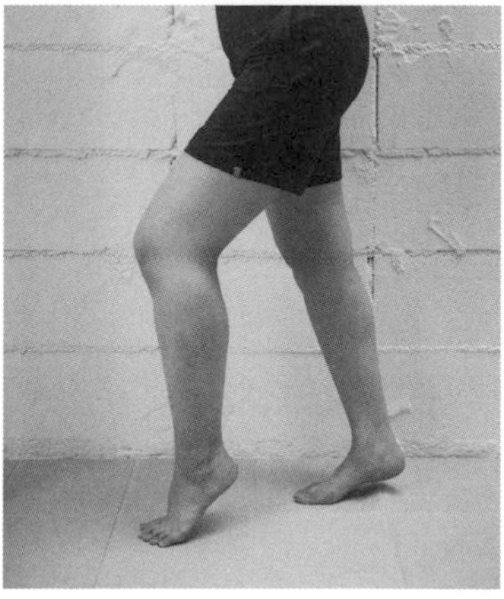

②抬起前腳背將腿拉近。這裡請參考【基本 3】。

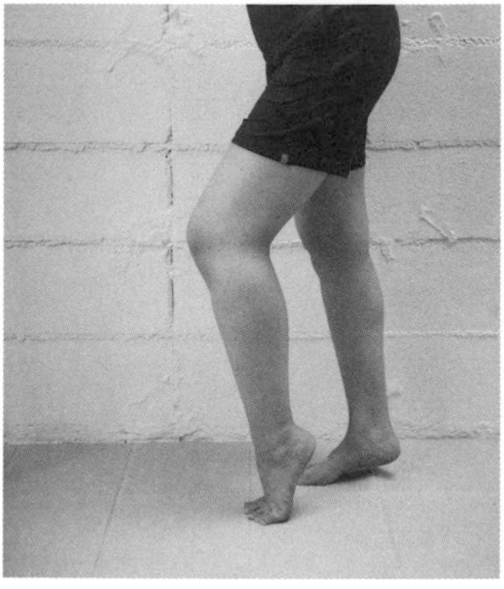

③前腳拉到前方後進一步抬高腳背，身體後側施力。

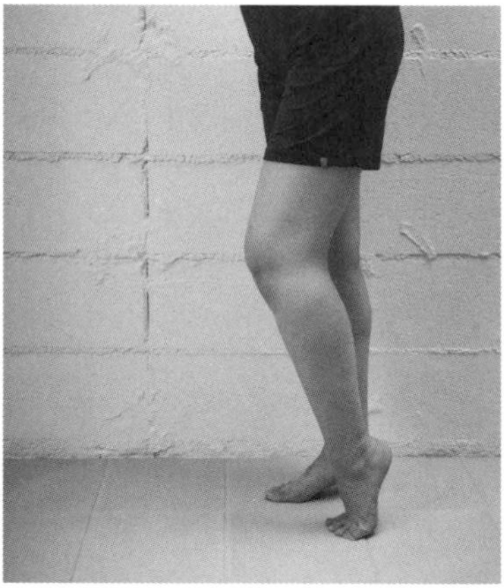
④也可以雙腿並排進行，但是要注意膝蓋不要收進內側。

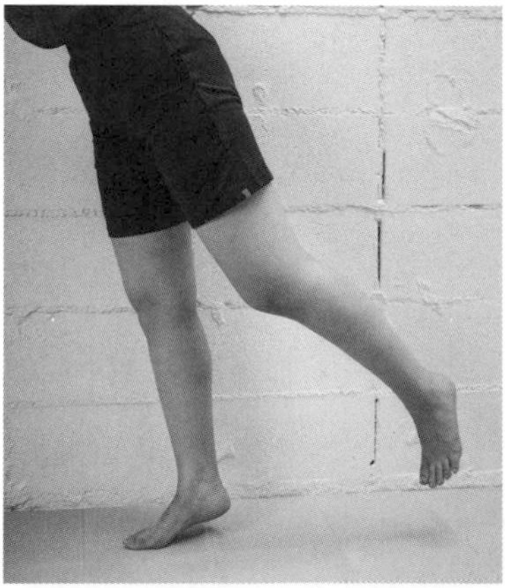
⑤以磨擦地板的方式，將腳趾與腳趾根部往上踢。

④接下來讓雙腿並排，確實抬高腳背，【鍛鍊1】（89頁）介紹的絞盤機制就會發揮作用，抬起腳心。

⑤最後用腳趾根部確實按壓地板，以腳趾掃地板的感覺往後方踢起。

雖然這組動作不太像運動，運動量卻相當大。腳掌會相當用力，踢的時候會伸展腳底肌肉（按壓得愈用力，伸展感就愈強），帶來「縮伸」的效果，喚醒「踢」

要用到的肌肉神經迴路。接著藉「踢」強化身體後側的肌肉。

完成這項運動後，就拍影片確認走路的樣子，百分之百會發現毫無困難地加寬步幅了。因為這個運動讓趾腹熟悉「踢」的感覺，喚醒了天生的「彈簧」。

健行與慢跑會造成膝蓋更痛或是腿變粗，就是因為沒有掌握正確的「踢」，一直以來都採取錯誤走法或跑法所致。

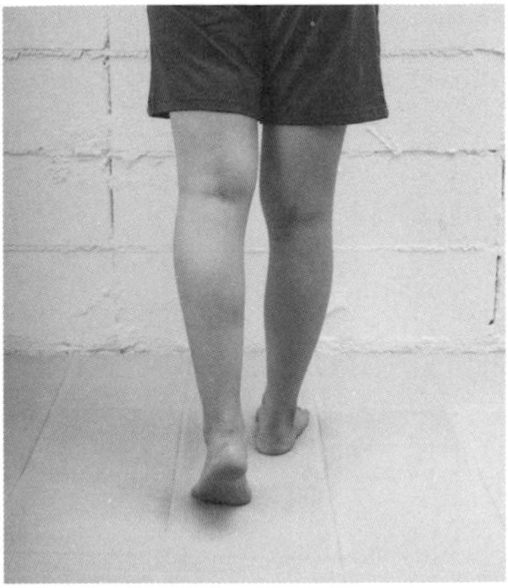

光是走路時用腳趾大力踩踏，就會讓大腿前側變粗壯。莫忘【運動 3】（148 頁）。

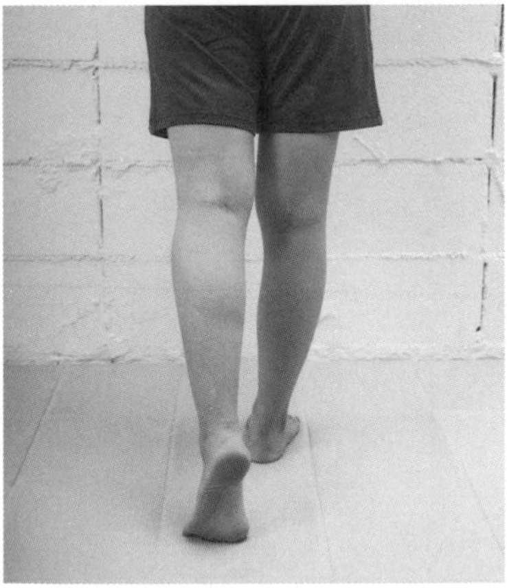

走路時用整個腳掌用力踩，或是用蹬的方式行走，會形成不同的腿形。

髖關節伸展與膕繩肌強化

這裡要介紹運用髖關節伸展伸展運動，鍛鍊大腿後側肌力的方式。

❶坐在地板後彎起前腳膝蓋，並盡量坐深一點。並以轉動後腳大腿的方式，在朝外與朝內之間變換，同時以伸展鼠蹊部的方式伸展髖關節。這裡不要以膝蓋會痛的地方直接接觸地板，而是以能夠伸展僵硬肌肉的方式跪在地板。同時腹部要用力，避免腰部反折。

❷抬起後腳的後腳跟。身體會晃動的話，也可以找東西扶著。接著要讓大腿前側的肌肉「縮伸」。先用膝蓋髕骨上方一帶抵在地板上，接著稍微往前移動，直到感受到腰骨伸展為止。這邊要記得避免腹部反折。

❸彎曲膝蓋與腳踝以抬起後腳跟，接著就會感受到大腿後側的膕繩肌在用力。

大腿前側肌肉中，只有一塊與骨盆相連，那就是【運動3】說明的股直肌，這邊請伸展這塊肌肉吧。

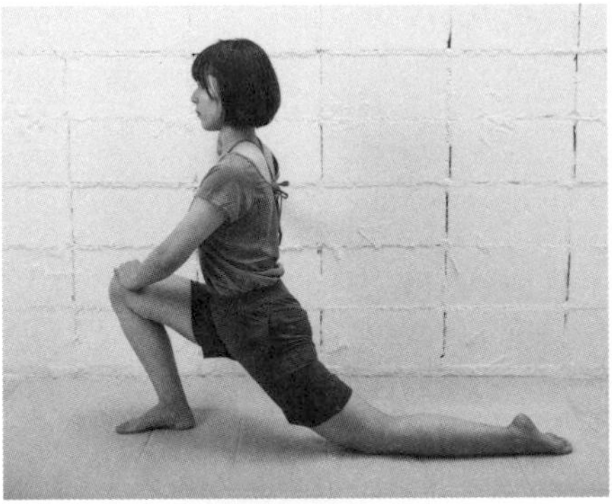

①參考【運動 3】（148 頁）的股直肌介紹，以伸展該處的方式，將膝蓋貼在地板上。

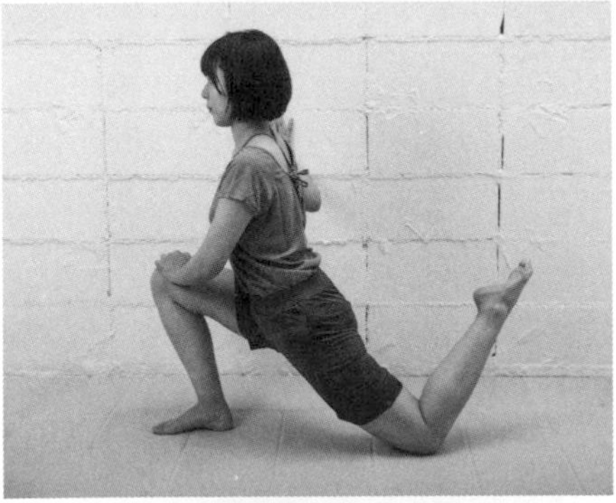

②慢慢抬起後腳跟，讓大腿前側肌肉進入「縮伸」狀態。

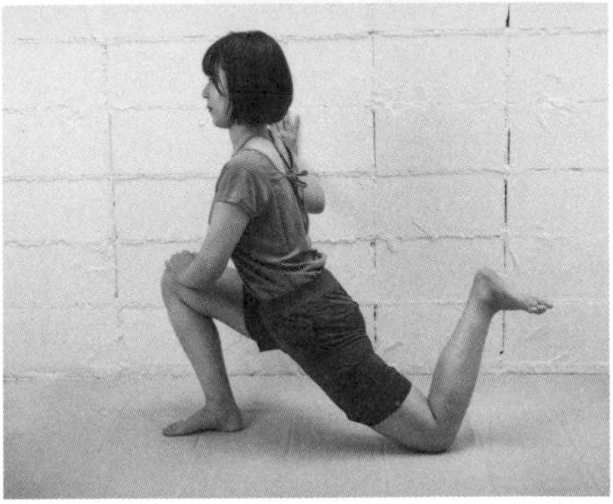

③腳踝彎曲後，這次要運動的是大腿後側（膕繩肌）。

單腿伸往斜後方的伸展運動

❶用手扶著桌子等，雙腿併攏站立，接著單邊大腿以往外側轉動的方式，伸往斜後方。

❷骨盆繼續朝向正面，打直膝蓋、腹部使力地慢慢抬腿，抬到不能再抬為止。動作正確的話，就能夠促成身體後側施力。完成後就試試另一腳吧。

腿部搭配阻力帶（參照185頁）可以增加「負荷」，如此一來，就能夠在施力的同時伸展，呈現「縮伸」的狀態。只要執行數次就能夠達到充分

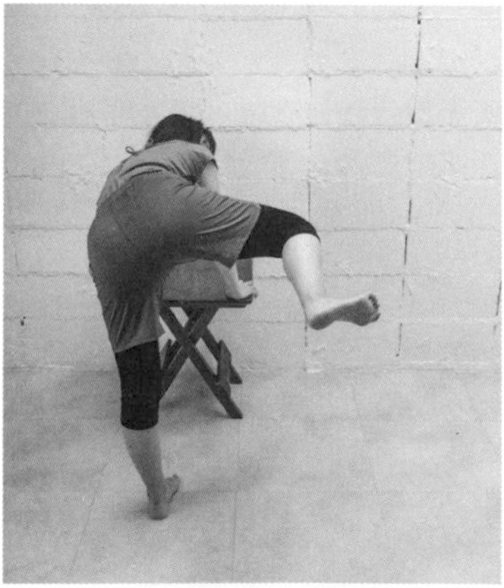

①將大腿往外旋轉，骨盆的方向則依自己的類型決定，但是要注意連軸心所在腿也要外旋。

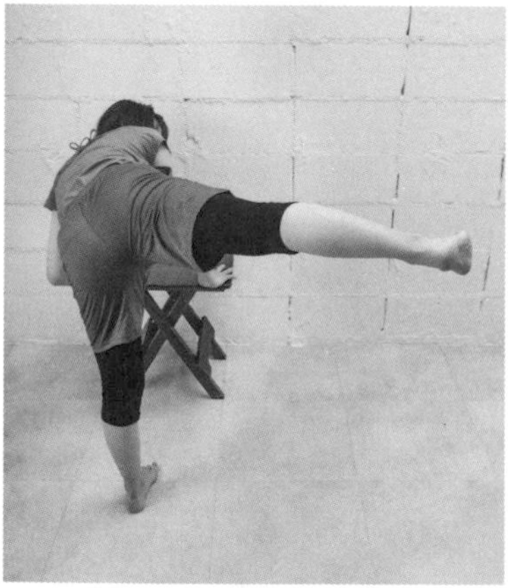

②將腿伸往斜後方，能抬多高就抬多高。

的鍛鍊效果。

雙手扶在平台上，單腿踢往斜後方的動作，有助於強化肌肉。軸心所在的這隻腳，要注意膝蓋別朝向內側，才能夠確實幫助大腿外旋。

站起

本書開頭有提到「連站都不知道該怎麼站」，指的就是這裡要介紹的。膝蓋太痛的時候，甚至可能想不起以往是怎麼站起身的。但是只要抬起腳趾，就能夠立刻消除疼痛幫助自己站起身。

相信各位已經很明白了吧？這是因為身體後側自動用力，減輕了對膝蓋的負擔所致。也就是說，光是「起身」這個動作，就是一個不錯的鍛鍊，我自己也曾坐過好幾次。不管是做什麼樣的運動，在肌力還很弱且身體不夠穩定時，都可以扶著東西進行，不必擔心。

92頁已經介紹過站起坐下的鍛鍊，這邊再進一步詳細說明吧。

❶單膝跪地蹲下，接著抬起前腳的腳尖，後腳則用腳趾支撐，即可打造出腳心的形狀。

❷慢慢站起身，這時要伸展後腳趾確實踢出。

❸最後併攏雙腿。

❹另一腳也試試看吧。

這裡的關鍵是就算程度很小，大腿也要確實外旋。如此一來，臀部就會更易施力，體幹也會更安定。沒有注意到這一點的話，O型腿的人在執行時很容易內旋大腿站立，結果只是小小的差異，就反而造成膝蓋狀況惡化，所以運動中膝蓋會往內的人都應特別留意。此外這個運動也能夠幫助身體外側更加緊實。

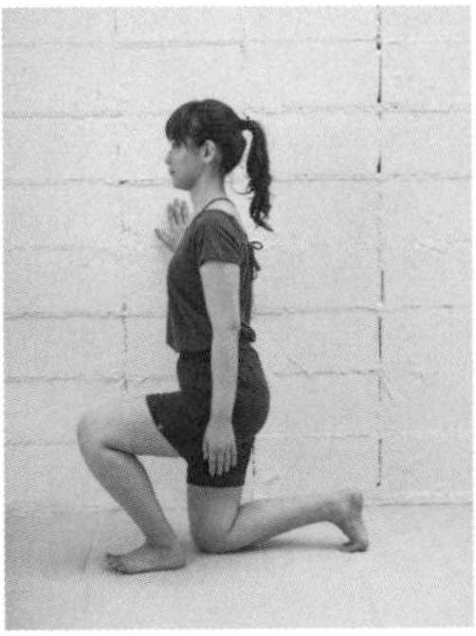

①單膝貼地跪下，並抬起腳趾。

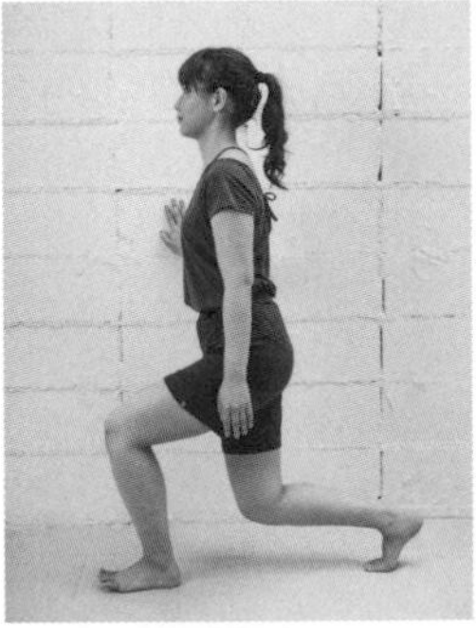

②藉身體後側的力量抬起上半身，並緩緩站起。

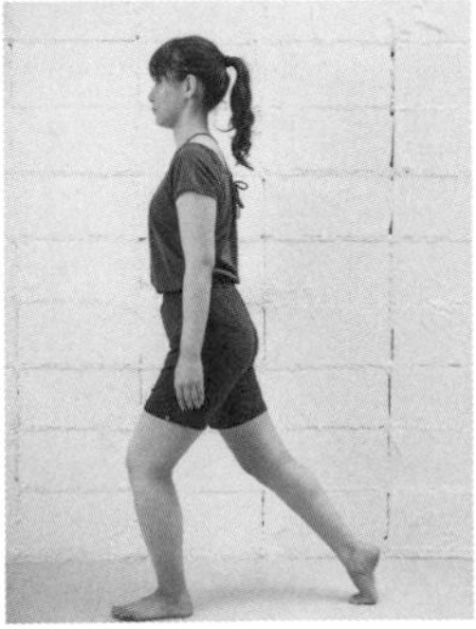

②的接續。伸展後腳的腳趾，以確實蹬地的方式撐起身體。

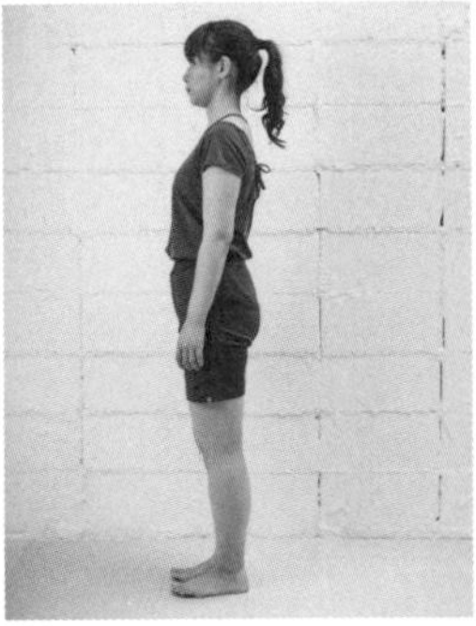

③將後腳往前拉。

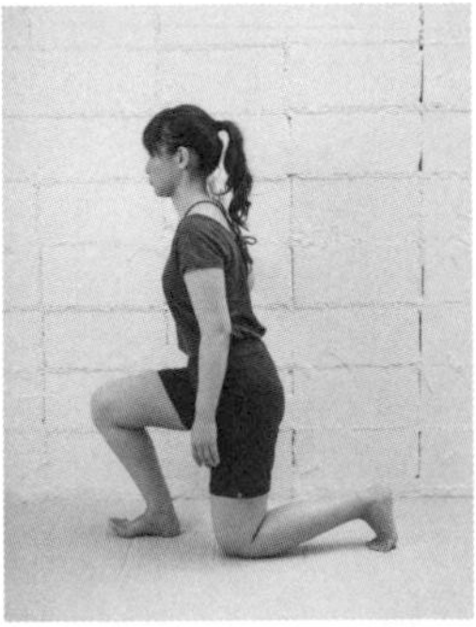

④另一腳也執行一次。

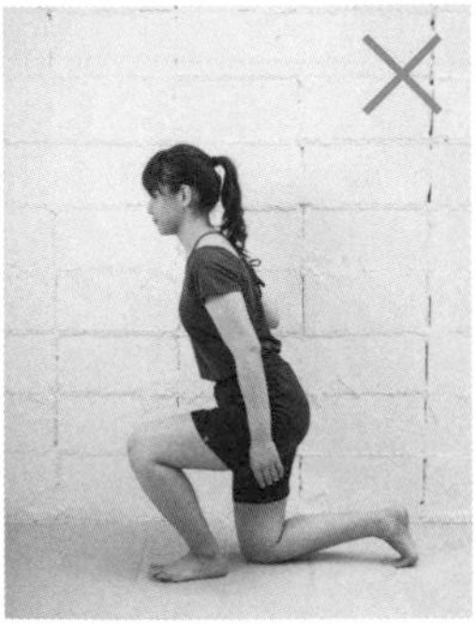

【錯誤示範】身體前傾會對膝蓋造成負擔。

往前跳躍

只要往前跳就可以了。確實理解腳底的運用方法，就能夠跳得很遠。

很多人以為自己「能夠確實抬高後腳的腳背並踢出」，實際上卻抬得不夠高，但是只要多做幾次自然能夠掌握訣竅。相信各位可能會苦惱前腳著地的部位應該要是「後腳跟」？「整個腳底」？還是「腳尖」？但是著地會對膝蓋造成負擔，所以請先以暖身的程度簡單跳跳看，加以調整自己的著地姿勢吧。這是可以喚醒腳底「彈簧」的運動。

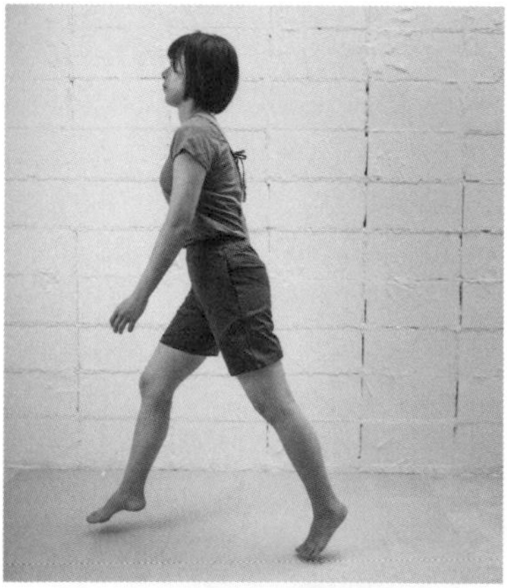

①以後足踢出的方式往前跳，且腳趾不可以彎曲，請參照【運動 1】（134 頁）。

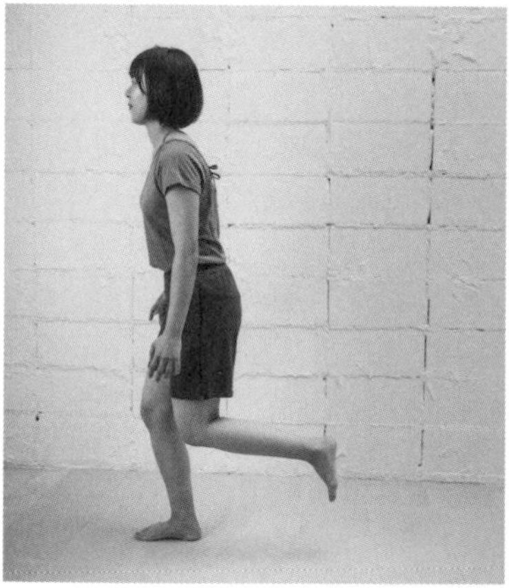

②著地的瞬間臀部用力，就能夠減輕膝蓋疼痛。

人體愈低處愈不易冒汗，因此腳底總是相當乾燥，不少人在執行這個動作時，都會不小心摔個四腳朝天。所以無論在什麼地方執行，著地時都要特別專注，一開始也可以不要跳太遠。

我想應該沒人平常就這麼留意「蹋」這個動作，總是啪噠啪噠地以整個腳底踩地走路時，腳趾就無法順利發揮作用而「微微浮起」（站著或走路時腳趾沒有貼緊地面的狀態）。或許是因為沒人探討過在做「蹋」這個動作時，該怎麼運用腳趾的關係。這邊腳趾的運用方法，就如【運動1】（134頁）的說明。

改善膝痛需要「蹋力」的原因

【運動3】（148頁）有提到髖關節要伸展比較好，而伸展運動與重訓是不同的。

有些人身體很柔軟，卻有許多關節問題。歌手宇多田光就曾在推特提到自己有如此困擾，所以或許人們已經比以往更了解這個狀況了。

身體太過柔軟時，各部位就難以固定在正確位置上，容易引發關節問題進而疼痛。這類人最常見的就是肌力不夠，所以除了髖關節的伸展運動外，也要鍛鍊這些伸展的肌肉，打造出往後方「踢高的力量」。這裡請各位回想田徑選手起跑時的姿勢吧。

首先是起始動作。不用腳底盡情去踢就無法前進，所以起跑動作時的足部關節會「蹠屈」（腳背伸

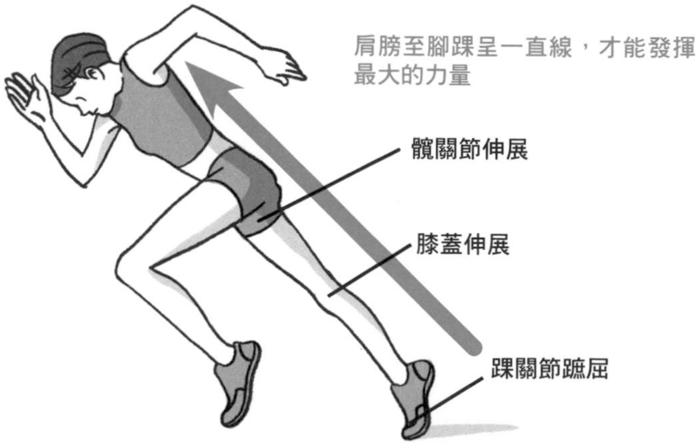

想讓踝關節蹠屈至最大限度，就要伸展膝蓋與髖關節，並用全身的力量蹬地面。

展），膝蓋也會呈伸展狀態，要是膝蓋彎曲的話踢力就會變弱。在介紹髖關節伸展的時候，曾說明過大腿變粗的理由，當時提的是髖關節與膝關節的伸展模式。現在要介紹的是膝關節的伸展與足部蹠屈的關係。

【運動3】（148頁）從髖關節伸展的角度，提到下樓梯的困難度，而這裡要從足部蹠屈的「踢」來探討。

如前所述，膝蓋伸展比較容易做出足部蹠屈。下樓梯時難免會因為高低差而彎曲膝蓋，所以膝蓋痛的原因是踢力弱時，下樓梯這個動作就會變得格外困難。

但是只要留意到自己有多不擅長下樓梯，就有機會克服。

小單元⑦

能雙腿朝外側跪坐者需注意！

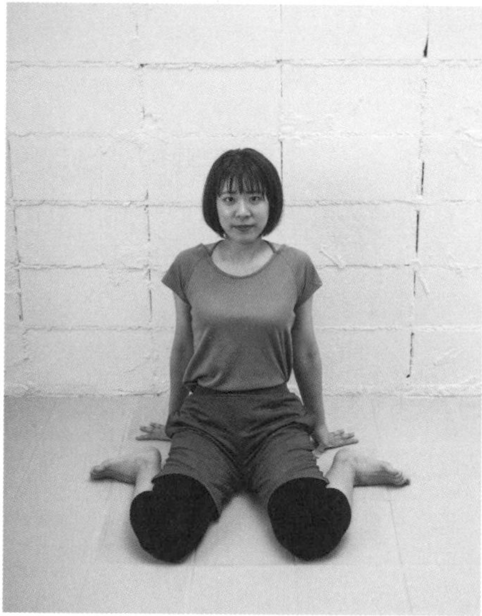

能夠像右邊照片這樣「雙腿朝外側跪坐」的人，或許闊筋膜張肌已經短縮了。

闊筋膜張肌是腰骨附近的肌肉，雖然尺寸不大，卻透過髂脛束連接膝蓋。

走路或跑步時，闊筋膜張肌能夠讓腿部筆直往前踏出，因此這塊肌肉有問題的人，走路時腿部無法保持筆直，看起來左搖右晃，不是膝蓋搖晃就是臀部搖晃。肉眼就看得出來走路方式對膝蓋造成了負擔，放著不管還會對髖關節產生負面影響。

闊筋膜張肌有問題的人，非常不擅長腿部外轉，雖然膝蓋朝內卻也很難蹲下，並起會有小腹突出的困擾。前面提過輕微X型腿的定義，是「髖關節朝內、膝蓋貼在一起、兩腳都有扁平足的問題，足部還會『外八』（腳尖朝外張開）」。

由此也可看出，為什麼這類型的人若肌肉還很柔軟，就很擅長「雙腿朝外側跪坐」。

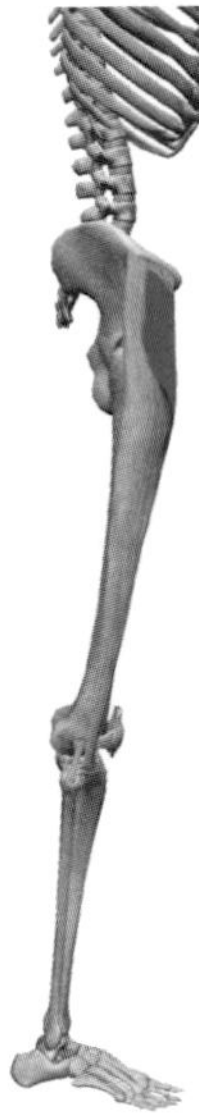

讓髖關節外轉與屈曲的肌肉
闊筋膜張肌

- 負責髖關節的外轉與屈曲，會在屈曲的同時 旋。
- 能夠防止髖關節在其他髖關節屈肌運作時外旋。
- 幫助雙腿在走路或跑步時筆直擺動。

養成這種跪坐習慣時，闊筋膜張肌就會繼續短縮，所以儘早改掉比較好。

鍛鍊闊筋膜張肌的「腿部側抬」

180頁要說明的【運動5】，是躺著且兩腳輪流進行，所以相當安全。闊筋膜張肌內側沒有伸展，也是膝蓋痛的原因之一，所以請設定目標後持之以恆吧。

那麼瑜珈常做的「盤坐」姿勢又如何呢？一直維持這種坐姿時，縫匠肌就會短縮，所以平常請多加變換姿勢，不要都使用單一坐姿。

想要鍛鍊闊筋膜張肌，可以先從「腿部側抬」（外轉）開始，縮腹部進行還具有鍛鍊側腹的效果，所以不管是想緩和膝蓋疼痛還是瘦腹部，都非常適合這項運動。

運動5

側抬腿運動

雙腿筆直的人不會搖晃膝蓋

拍攝走路影片時，可以看見許多人的膝蓋都會搖晃。

「大家都這樣不是嗎？」

因為會有人這麼認為，所以我準備了「膝蓋不會搖晃」的走路影片，結果每個人第一個注意到的都是：

「這個人的腳好直！」

沒錯，腿形均衡的人，走路時膝蓋不會搖晃，雖然僅是從我目前蒐集到的影片所判斷，但是我敢如此肯定。

膝蓋會搖晃的人，通常臀部也會跟著搖晃，如此一來就得擔心幾年後髖關節一帶會出問題。這些人的特徵就是不擅長將腿往側邊抬高。

腿側抬的5種運動

側躺時抬腳

❶側躺在枕頭上，讓脊椎呈一直線，並讓足部背屈，同時用手撐在地面避免身體彎曲。由於這裡要讓髖關節外旋，所以請盡量伸直雙腿。身體躺得不穩時，也可以適度彎曲膝蓋。

❷將腿往正側邊抬高，基本原則為快抬慢放。

別忘了縮小腹，避免腰部反折，並且要留意骨盆方向。後腳跟至小趾間要施力貼緊地

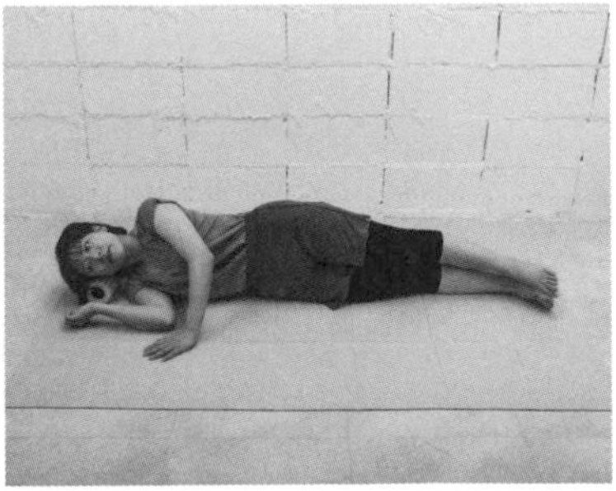

①藉由枕頭等調節姿勢，讓脊椎保持筆直。

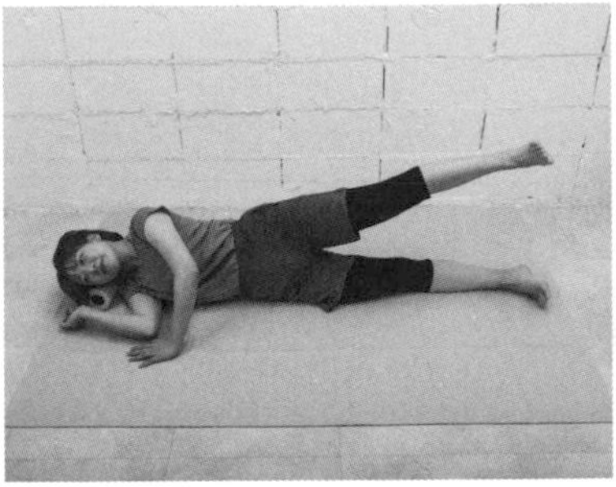

②腹部用力，腿部往正側邊抬起。執行方法正確時，抬起來就不會太辛苦。

板，讓身體更加安定。

每個人的股骨方向不盡相同，所以請以自己最痛苦的角度抬抬看。習慣之後就可以將腿抬往斜後方甚至是正後方，像這樣多方調整鍛鍊部位，還有機會達到提臀的效果。

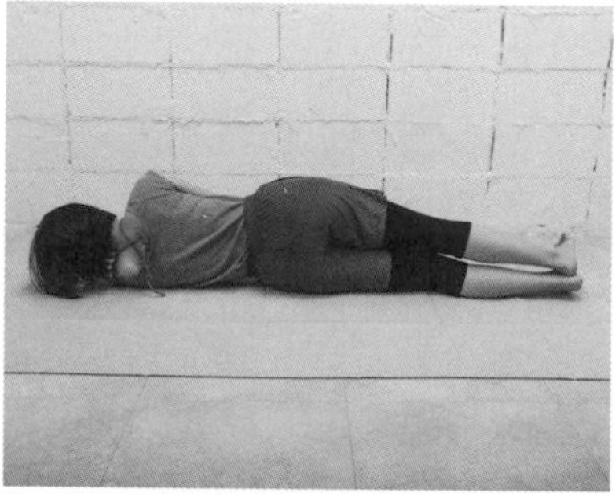

依自己的骨盆角度，多嘗試不同角度的抬法。

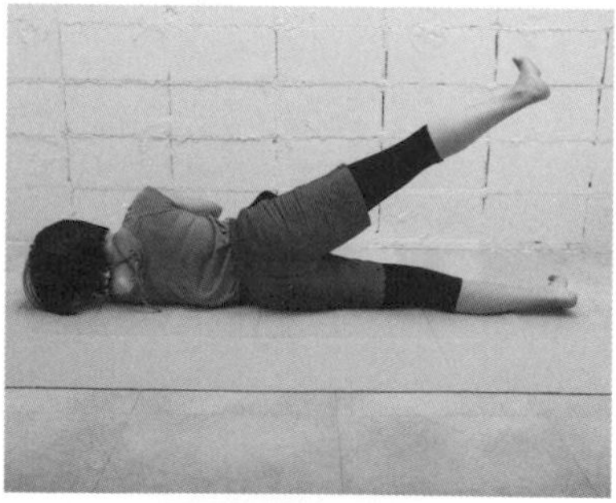

抬腿時將大腿往外側旋轉，能夠提升對臀部的鍛鍊效果。

膝蓋往內往外張開

❶張開雙腿站立，稍微彎曲膝蓋，縮小腹、挺起上半身。抬起腳趾就能夠以身體後側出力。骨盆位置則要依自己是前傾還是後傾決定，才能夠避免腰痛。

❷雙膝反覆朝內與朝外。

運動時以自身體重施加負荷比較不危險，但是想要鍛鍊肌力時，搭配照片這種阻力帶（參照185頁）有助於提升效果。首先就從沒有阻力帶開始訓練吧。

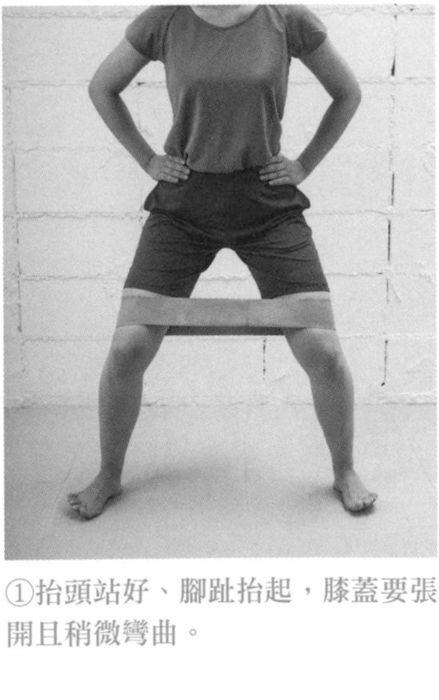

①抬頭站好、腳趾抬起，膝蓋要張開且稍微彎曲。

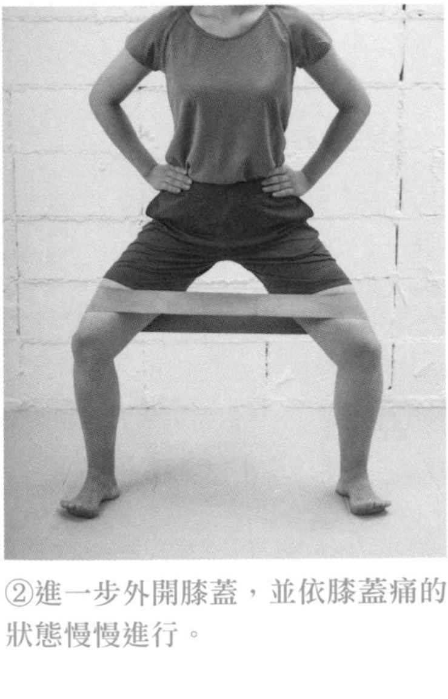

②進一步外開膝蓋，並依膝蓋痛的狀態慢慢進行。

伸展膝蓋內側

❶仰躺豎起雙膝，張開單腳膝蓋以伸展膝蓋內側，接著緩緩將膝蓋貼近地板。這時不要強行貼住地板，只要伸展膝蓋內側即可。腳尖則要外開呈「外八」。

❷另一腳也執行相同步驟。

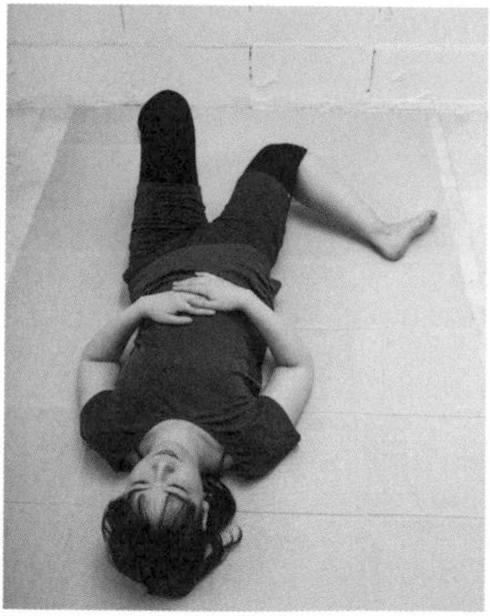

①這其實不算對身體好的姿勢，所以請輕輕執行。

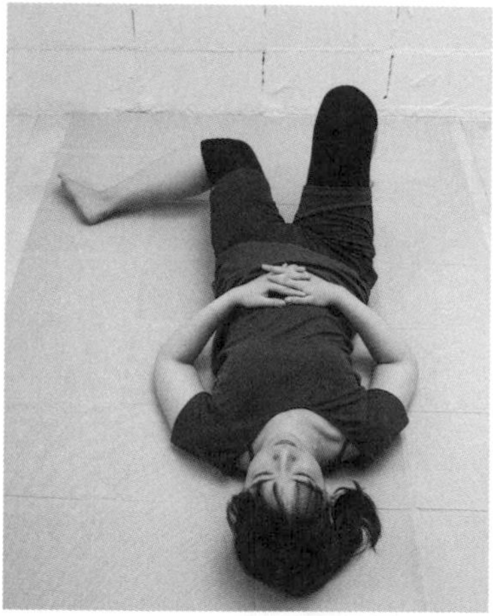

②另一腳也做做看，確認哪一邊比較僵硬。

彎曲膝蓋，張開大腿前後移動

❶ 稍微彎曲膝蓋站立，身體前傾、稍微縮小腹。

❷ 視線朝向正前方，維持這個姿勢，以相撲腳底磨地的方式，邊滑步邊一腳一腳地往斜前方前進。順利前進之後，就用同樣滑步的方式往斜後方後退，回到起始地點。

膝蓋搭配阻力帶的話，能夠進一步提升運動效果，但是沒有也無妨。

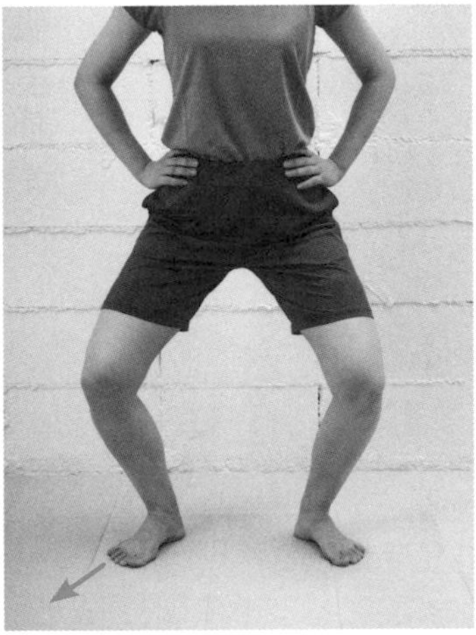

①②以相撲腳底磨地的方式，邊滑步邊一腳一腳地往斜前方前進。接著再以相同方式後退。

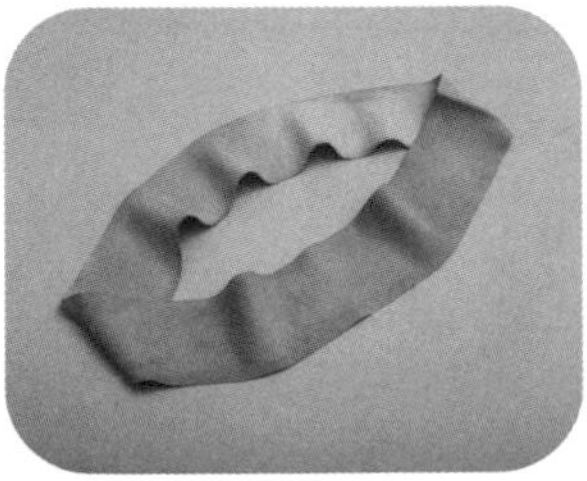

運動用品店或網路都買得到阻力帶。

腿部側抬

❶雙腳與肩同寬站立。
❷左右腿交互往正側邊抬起。

腳踝搭配阻力帶可以提升運動效果，但是沒有也無妨。

看起來沒什麼的動作，要是身體側邊肌力衰退卻會很明顯，而這個動作對腹部肥胖的人來說難度也較高。178頁的小單元⑦「能夠雙腿朝外側跪坐的人要小心！」就說明了項運動的必要肌肉。

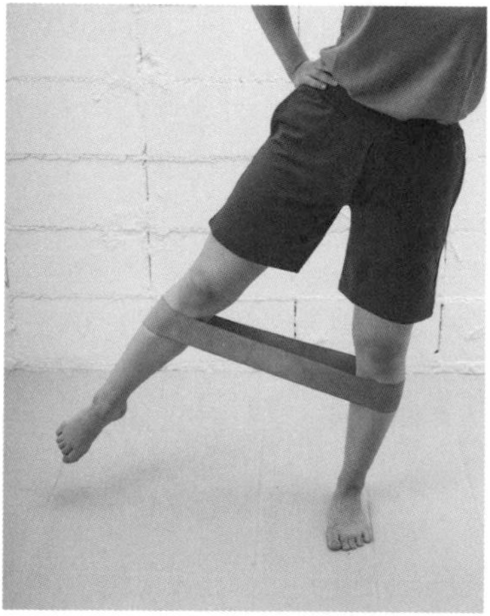

①②臀部要用力避免膝蓋收進內側。

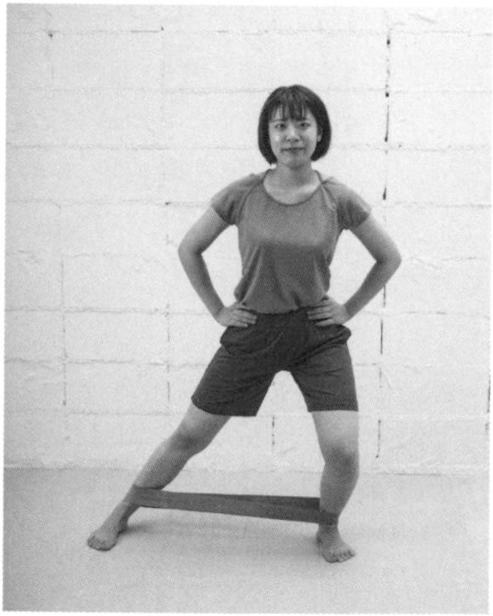

習慣之後就試著在深蹲姿勢下拉開腿部。

第 5 章

擺脫膝痛的重要觀念

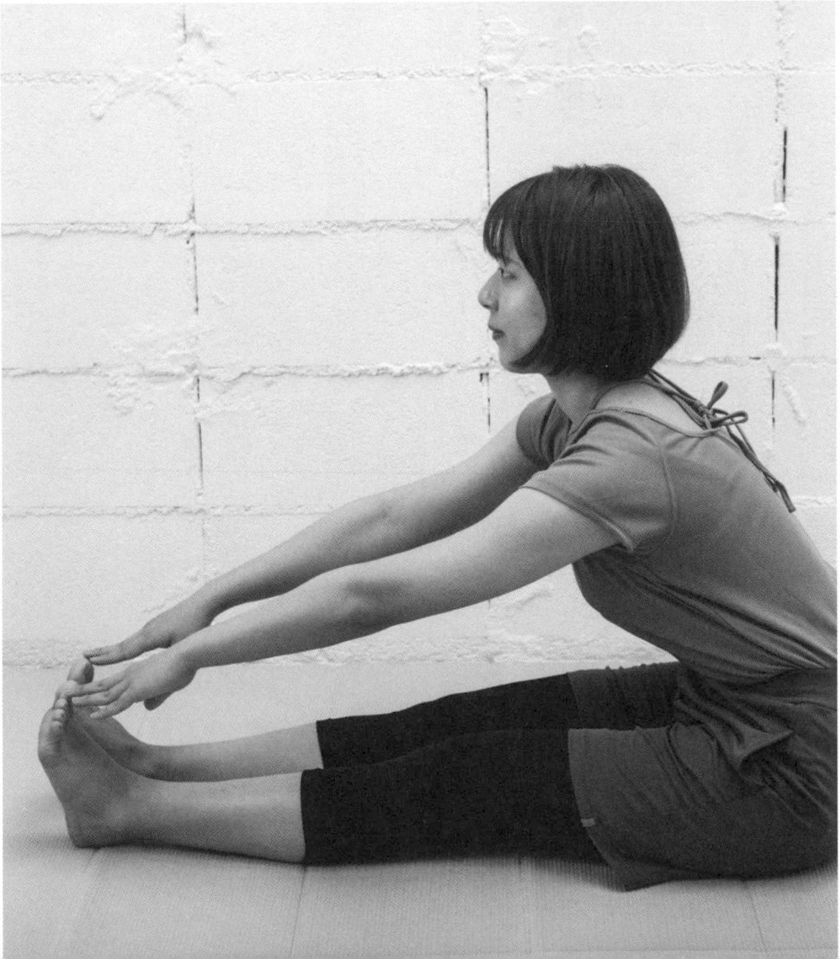

立即調整思維

破除迷思，給膝痛者的建議

接下來要列出膝蓋痛相關的迷思，並給予有這些想法的人一些建議。

●動了會更痛，所以就不動了

肌肉不動的話會愈來愈僵硬，隨著年齡增長會益發惡化，膝蓋也會變形。但是有效的運動有助於避免疼痛，所以請努力學會正確的運動方式吧。

●窩在家中靜待疼痛消失

不管怎麼動都會痛，所以靜靜休養的頻率就會愈來愈高對。由於剛開始要運動患部是最痛苦的，所以可以先抬起腳趾執行足部收束，喚醒身體後側的肌肉吧。事後往往會發現患部更易於運動喲！請各位實際體驗「這麼做就不會痛」的感覺吧。

戴護具避免動到患部

護具與運動貼布能夠固定不安定的膝蓋，所以很適合「必須大量運動的日子」，有時還會看見隨時戴著護具的人。但是最終目標是沒有護具仍可自由行動，所以請不要擔心，適時脫掉護具打造能夠自由行動的身體吧。

會痛所以拖著腳走路

不得不的時候也沒辦法，但是長久持續就會導致身體失衡，到處都很僵硬容易累。所以從「後腳跟」到「腳趾」都要學會正確使用方法，並以踢的方式正確走出每一步。

●總是懶洋洋地以腳掌拍打地面的方式走路

缺乏起伏的走路方法，容易讓身體疲憊。沒有運用腳底彈簧，而是讓整個腳掌承受地板的反作用力時，很容易因為衝擊力引發貧血（腳底或身體受到衝擊會導致紅血球損壞，進而造成貧血）。扁平足的人通常有血液循環不良的問題，所以日常請注意別懶洋洋地以腳掌拍打地面的方式走路，同時也別忘了補充鐵質。

●總是穿著平底鞋反而造成腳痛

有些人長期穿有跟的鞋，容易有小腿肚肌肉（腓腸肌、比目魚肌）短縮的傾向，其中還有些人躺下時腳背會完全伸直。這樣的人會基於「健康」考量突然改穿平底鞋，結果反而引發疼痛。這邊請改穿緩衝機能佳的運動鞋，並執行伸展小腿肚肌肉運動，來強化抬起腳趾的力量吧。

覺得醫師會負責治好

要指望骨科等醫院考量足型、腿形、走路與身體習慣等提供建議，其實是非常困難的，這些醫師甚至也沒時間依個人狀況指導適當的運動方法。所以經過鏡子或櫥窗時，請觀察自己的姿勢與走路方法吧，發現姿勢出現老態時就趕快執行本書的運動吧。

膝蓋會痛，所以起身時都會彎起腳趾，以抓住地面的方式站起，甚至認為腳趾必須用力彎曲壓向地面

各位想必認為這麼做很安全對吧？畢竟沒有人談過這件事情。但是彎曲腳趾會導致足弓塌落，使身體後側無法使力，反而將重心集中在膝蓋上。原以為安全的作法，其實會更加傷害膝蓋，所以站起時請伸直腳趾吧。

●明明是O型腿或X型腿，卻只做膝蓋伸展運動

都已經膝反屈了，再繼續伸展只會造成惡化。O型腿與X型腿都是大腿往外旋轉的肌力有問題，所以請換成適當的運動，同時加以鍛鍊踢力吧。

●因為膝蓋痛，走路時總是看著自己的腳

頭部很重，總是低頭不僅沒辦法讓身體後側出力，還會將重心放在膝蓋上，只會造成進一步的疼痛，所以請抬頭挺胸吧，不抬頭的話連臀部也無法施力。這時請

搭配足部收束，以及拉動後腳跟似的運動吧。

●膝蓋積水只能打針解決

積水遲早會被身體吸收，所以請先自行冰敷吧。用加了冰塊的水（0℃）冰敷20～40分鐘，冷卻患部直到疼痛消失吧。

●發炎時用醫院的貼布冷卻就好

症狀嚴重時，冰敷比貼布有效。

●不曉得伸展與鍛鍊肌力之間的差異

伸展運動能夠伸展血管，促進血液循環，對身體非常好。但是無論男女，都有身體柔軟卻缺乏肌力的人，再加上肌力會隨著老化變差，甚至可能影響免疫力。此外伸展運動與重訓的呼吸方法也不同。

●雖然想以正確方式運動，卻因不曉得方法所以不想嘗試

肌肉與骨骼在正確的位置，且運動方式正確的話就不容易疼痛。所以出現拇趾外翻、O型腿、X型腿等不良姿勢時，強行運動錯誤部位就容易引發疼痛，平常培養「維持正確姿勢」的知識，漸漸地就會明白往哪個方向動才正確。

●年紀大了當然會痛

有些人拍完X光後，明顯看出關節間沒有縫隙，已經有退化性關節炎卻完全不會痛，而這些人的共通點就是擁有足夠的肌力。近年甚至有研究報告指出，就算

八九十歲仍能繼續提升肌力。

有些運動不太想做

討厭揮汗如雨、討厭卯起來用力、討厭用力吐氣，所以這個不想做、那個也不想做等。我聽過許多這樣的想法，但是坦白說，努力去做才聰明。

因為做運動能夠改變一年後、五年後、十年後的身體，不做的話就無法提升未來的生活品質，為了避免被疼痛征服，請現在開始努力吧。

長期膝痛的原因

長期疼痛導致生活品質下降

膝蓋痛的時候，你有什麼想法呢？

接下來想介紹我本身體驗過的心情，以及患者的實際心聲。

- 很擔心就這樣痛下去。
- 已經預計某天的行程，很怕到了當天還治不好。
- 出去旅行因為行動受限，總覺得對他人造成困擾。
- 逐漸不能從事喜歡的運動，很難過。
- 總覺得自己老了。

- 失去外出的幹勁了。
- 很羨慕身體都不會痛的人。
- 出外見人的次數逐漸減少。
- 光是站著說話就辛苦，漸漸就不常與人交流了。
- 明知道不運動不行卻辦不到，忍不住厭惡起自己。
- 光顧著不要動到膝蓋時，不禁擔心起說不定哪天連腰都痛了。
- 聊天的內容脫不了膝蓋、腰與肩膀等身體問題。
- 就算上醫院也很懷疑治不治得好。
- 心情鬱悶。
- 表情愈來愈嚴肅。

疼痛是很痛苦的，有時會忍到滿身冷汗。痛苦會讓人不開心，不開心會增加身心壓力並持續累積。長期持續如此狀態的話，生活品質就會跟著下降。

經年累月的疼痛持續時間愈長，心情就愈浮躁。這是我除了膝蓋痛以外還罹患四十肩、五十肩的經驗談。

腰痛的人不僅苦於疼痛，有時還會出現漏尿或尿失禁的困擾，難以撫平長期煩悶的心情。生活中愈是忽視不了這些苦悶，愈會受到「疼痛」與「不開心」的影響。都是些不能對人言的困擾，事實上說了也沒意義，只能放任失望心情蔓延，但是這種「內心的黑暗」會讓人對「疼痛」愈來愈敏感。

雖然第二章已經有稍微談過「疼痛」，但是進一步了解最新的「疼痛」研究，或許能夠有出乎意料的效果，成功從「疼痛」中解脫。

疼痛的真面目

膝蓋痛的人腿部都已經變形，也就是肌肉力量變弱了。而本書的基本思維，就是努力讓患部肌肉能夠順利運作，自然就不容易感受到疼痛。例如：有扁平足問題的人，就是平常都沒用到腳底肌肉的關係。

所以不管是坐是站、上下樓梯、或是在電車裡搖搖晃晃時，都刻意運用腳底至小腿肚、臀部這些身體後側的肌肉，就會漸漸感受不到膝蓋痛。

行動時不能光憑膝蓋一帶的肌肉，必須喚醒周遭在休息的肌肉，大家一起分工合作才行。

鍛鍊能夠輔助膝蓋的肌肉，有助於減痛、消腫，身體也會更快吸收積水，但是究竟這些「疼痛的真面目」是什麼呢？

最近有研究顯示「疼痛是由大腦製造的」。

也就是說，順利的話或許可以騙過大腦。

有些苦於身體疼痛的人養寵物後就不痛了，或是腳抽筋等其他部位疼痛時，原本的痛卻消失了。有些人進入運動比賽後就感受不到痛，甚至連比賽時骨折了都沒發現。種種大腦被騙的例子，可以說是舉也舉不完。

從改變想法開始

「疼痛」非常不可思議。我在指導患者伸展運動或重訓時，很常發生這樣的事情——請身體僵硬的人坐下並張開雙腿時，很多人的大腿內側都會痛，但是先將他們的注意力轉移到大腿外側或臀部會怎樣呢？我發現光是請他們將注意力放在大腿外側縮起，而非張開大腿內側就足以令人感受不到疼痛。各位，這真的很驚人！所以只要適度轉移注意力，還是有機會運動患部的肌肉的。

就算動作看起來相同，肌肉用法也因人而異，所以有時只要提供少許建議，就能夠避免「疼痛」。

那麼「疼痛」的真面目到底是什麼呢？

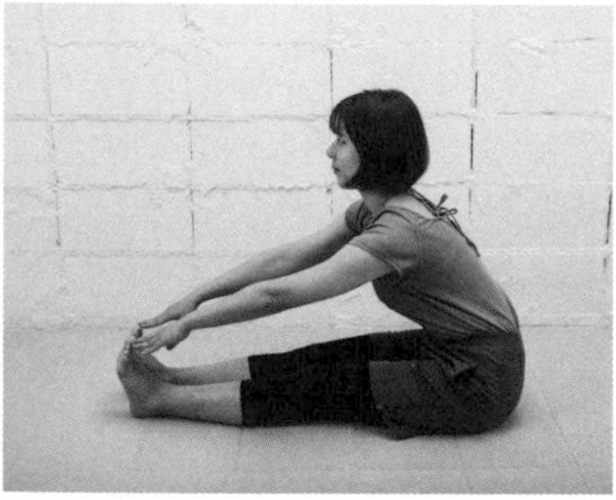

最重要的是以正確運動方式進行伸展運動。

「疼痛」一詞很常出現在日常中，但是科學似乎還沒完全了解其真面目，甚至還有一部份的運作機制尚未解出。身體發炎或血液循環不佳的部分（缺血）就會感受到疼痛，糖尿病或痛風等無法順利將食物熱量轉換成能量（稱為代謝）的疾病，有時也會造成疼痛。

腳趾踢到或是小趾撞到時，會讓人痛得幾乎暈倒。但是失去四肢這種重傷，有時卻反而不會造成疼痛。有些人手臂神經在意外中受傷，卻會感覺到自己握緊手掌（幻肢感覺）、或是感受到手掌疼痛幻肢痛），相當不可思議。

手指被針刺到時，刺激會造成傷害受器（nociceptor，將刺激轉換成電位的轉換器）活化，對脊髓與大腦輸送訊號。但是痛感並非光憑這樣就產生的，還必須透過複雜的過程決定疼痛程度。因此「疼痛」並非手指被針刺到所引起的，而是腦部認定這是「疼痛」。

感受疼痛的機制五花八門，有神經生理學方面、神經生物化學方面、病理學方面、心理學方面等，且急性疼痛與慢性疼痛的感受機制也不同。

長期疼痛者，可先改變「情感」與「心態」

痛感分成兩種，以刀傷為例探討疼痛機制，就能夠看出彼此間的差異了。刀傷是對身體造成機械性的直接刺激，所以大腦會先感受到「痛」，接著才開始出現「抽痛」、「鈍痛」等，這是皮膚傷處或血液等帶來的「疼痛物質」所致，但是持續性疼痛與慢性疼痛，幾乎都屬於另外一種。

就算都屬於慢性疼痛，實際傳導神經也依疾病不同，但是疼痛會造成肌肉收縮＝反射，疼痛的刺激造成縮腿動作，就是出自於反射。

每次行動都痛得不禁「唔！唔！」呻吟出聲時，會覺得自己全身愈來愈僵硬，其實就是受到這個機制影響。

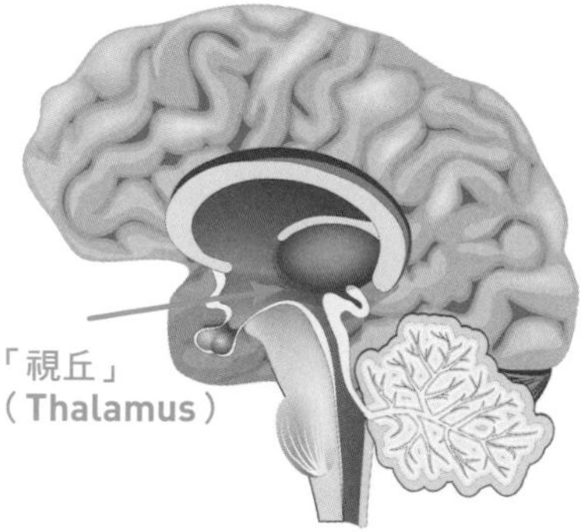

具慢性疼痛的人，腦部視丘無法順利運作。

長期疼痛的人腦部構造已經變質。原本腦部視丘會將末梢神經的感覺傳到「大腦皮質」（Cerebral cortex），但是目前已知有慢性疼痛問題的人，這部分的身體機能都有點問題。

且他們負責調節情感的「前額葉皮質」（Prefrontal cortex, PFC），失去了讓感官遲鈍一點的機能，結果增強了痛感。也就是說，

愈是預期疼痛、愈是想像，感受到的疼痛就愈強烈。

這可是惡性循環，隨著疼痛強化的「情感」，會進一步強化疼痛——這種想都沒想過的惡性循環，或許就是煎熬的慢性疼痛元凶。

可以說「疼痛」與「心態」息息相關。200 頁有提到「只要轉移注意力就能夠消除疼痛」，我認為這兩者之間也有深刻的關聯性，雖然還沒有科學證實，但是很值得大力活用。據說止痛藥能夠消除三成左右的疼痛，如果再加以控制自己的心態與意識，就能夠緩解疼痛的話，也會產生自行改善疼痛的信心吧。

飢餓時痛感消失

賓夕法尼亞大學（University of Pennsylvania）的安柏・艾哈德夫（Amber Alhadeff）等人透過白老鼠實驗，發現「飢餓時感受不到受傷或炎症等造成的慢性疼痛」。

對照組是飢餓的老鼠與定期餵食的老鼠，結果發現前者幾乎感受不到慢性疾病或受傷造成的炎症疼痛。

但是對牠們加熱或直接施力等，都會產生疼痛反應。

想要存活就必須覓食，所以生物體內擁有為了覓食而克服炎症疼痛的機制。疼痛種類五花八門，體內竟然能夠僅抑制炎症造成的痛感，讓人體會到生存欲望是多麼棒的一件事情。

遭到沒空喊「痛」的情況逼迫時，生物就感受不到疼痛。然而現代人三餐無虞，所以有慢性疼痛的人，是不是有過食的傾向呢？

幫助忘卻疼痛的賀爾蒙

我曾在膝蓋腫痛時跑去打網球，雖然我不太建議這樣做，但是當狀況不太嚴重時，我認為努力運動更能夠促進血液循環，所以就毫不猶豫地前往了。

但是在運動章節也有提到，最重要的是讓身體後側出力，不要再增加膝蓋的負擔了，同時也必須想辦法鍛鍊自己衰弱的部分。

儘管如此，我在打網球時仍會有多達數分鐘的時間徹底忘記疼痛。原因就是接下來要介紹的賀爾蒙，也就是腎上腺素與睪酮。

●腎上腺素

「腎上腺髓質」（Adrenal medulla）分泌的賀爾蒙，會刺激交感神經，是一種神經傳導物質。又稱「戰鬥或逃跑賀爾蒙」，就像動物想逃離天敵時的感覺，會對全身器官造成影響，也就是「在火場中突生的蠻力」來源。

睪酮

男性賀爾蒙的一種，但是女性體內也含有少量，能夠提高挑戰、競爭、狩獵、冒險、內心、旅行、社會性等方面的幹勁，睪酮量減少，肌肉也會減少，脂肪則會增加。想增加睪酮必須攝取碳水化合物，據說挺胸夾背也有提升睪酮值的效果。

我的個性不算好鬥，但是打網球時可能是專注在球上，所以完全感受不到疼痛。不如該說是徹底忘記疼痛。腦中塞滿了，接下來要這樣動、接著要往那邊、剛才的打法失誤了、這次一定要打到等這些念頭，即使沮喪自己打得太爛，還是將膝蓋忘得一乾二淨，不小心就做出不適合的動作（會對膝蓋造成負擔）。

運動完後當然會再度趕到疼痛，但是身體的血液循環變好了，所以比運動前好動許多，因此我會在運動過後冰敷。

從中醫的角度思考疼痛

中醫源自於中國大陸，已經問世兩千年以上。傳進日本後又走上獨特的進化之路，形成「東洋醫學／日本漢方」。

雖然中醫匯聚了眾多哲學（學說），但是只要理解左邊這三大重點，就能夠掌握基本思維。

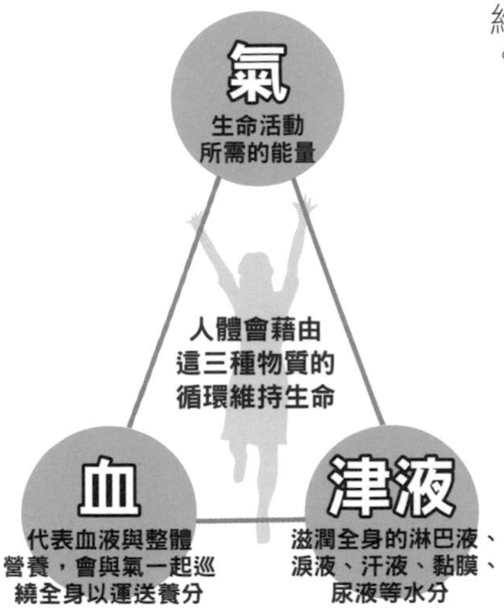
氣
生命活動所需的能量
人體會藉由這三種物質的循環維持生命
血
代表血液與整體營養，會與氣一起巡繞全身以運送養分
津液
滋潤全身的淋巴液、淚液、汗液、黏膜、尿液等水分

東洋醫學眼中的身體關鍵

①「人類本身就是自然界的一部分，所以人體結構也與自然界相同。」

暖空氣會上升，冷空氣會陳滯在底部。人體也是，頭部會暖和、下半身則容易冰冷。且人的身體狀況也和自然界一樣，有季節變化。

自然界萬物都互相牽繫、互相作用與影響，這個思維與陰陽論、五行學說密不可分。

②「人體是透過氣、血、津液這三個物質的循環維持生命。」

「氣」會源源不斷地循著經絡繞遍全身，就像維持人類生命活動用的能量。

「血」指的不僅血液，還代表整體營養。和「氣」一樣會繞遍全身，輸送營養。

「津液＝體液」包括血液以外淋巴液、淚液、汗液、黏液、尿液等水分，能夠滋潤身體各處。

③「人體以肝、心、脾等『臟』與膽、小腸、胃等『腑』為中心，再由連結全身的經絡串接而成。」

腑與臟成對，具有輔助臟的功能，臟與腑其中之一出問題，與其配對的器官也會不舒服。

「氣」會不足、停滯、逆流；「血」會不足、出問題、出血不止；「津液」會不足、過度積蓄等。

氣、血、津液任一失衡時都會產生相應的症狀，從這三點可以看出，中醫其實很注重「情感」。尤其「氣」的流動更是能夠表現出心理狀態，所以這邊要說明「氣逆」、「氣虛」、「氣滯」。

與「氣」相關的身體不適五花八門，其中本應位在下方的氣往上衝引發問題，就稱為「氣逆」。

【症狀】

- 眩暈
- 失眠
- 心悸
- 腦部發熱
- 煩躁
- 咳嗽
- 頭痛
- 打嗝、反胃

【原因】

- 飲食不夠健康
- 壓力過大
- 有強烈的「憤怒」

生命能量不足稱為「氣虛」，容易「不安」。

【症狀】

- 失去氣力
- 倦怠感
- 易累
- 喘不過氣
- 身體冰冷
- 食慾不振
- 自汗（不該流汗的時候冒汗）
- 輕微腹瀉

【原因】

- 肌力不足

屬於生命能量的「氣」不流動時，就稱為「氣滯」，會使臟腑、經絡、器官等無法順利運作。

【症狀】

- 脹痛
- 胃悶
- 膨脹感
- 胸脹
- 反胃
- 膀胱炎
- 梅核氣（喉嚨好像卡了顆梅子，吞也吞不進去，吐也吐不出來，到醫院也檢查不出所以然，甚至他人難以理解。好發於女性。）

【原因】

- 體內水分代謝不良
- 飲食不夠健康
- 血液循環不良
- 有寒邪、溼邪
- 陽氣不足，無法將能量傳遍體內

這些症狀起因於外界刺激，導致共分成七種的精神活動——喜、怒、憂、思、悲、恐、驚（七情），進而引發肝功能停滯。

長期持續的疼痛也需要「對心下藥」

對中醫診斷來說「情感」狀態也相當重要，絕對不會只看症狀。無論是西醫還是中醫（東洋醫學）都已經有科學驗證，知道「對心下藥」也是治療長期疼痛的一大要素。所以請各位好好思考，除了疼痛以外，現在最痛苦的是什麼呢？

此外吃進肚子的食物也會改變身體，這裡請參照110頁的小單元④「有效改善膝蓋痛的飲食」。

後記

我從小就苦惱於腿粗，無論多麼認真讀書、練鋼琴、運動，滿腦子還是塞滿了自己「粗胖的腿」。

「為什麼我會和別人不一樣呢？」我從幼稚園開始，已經花了五十年以上持續觀察他人的腿，無論男女都會觀察。而原本只有腿粗的苦惱也逐漸轉變成「對O型腿的煩惱」。為什麼我的腿會呈現彎曲的形狀呢？

為了隱藏O型腿，我對打扮也有很多自我設限，由於上下半身比例太過不均衡，所以一直想穿牛仔褲又不敢穿。久而久之，我變得光看別人的腿，就能夠明白上半身體型，這或許是種能力，但是之後卻又面臨了扁平足、拇趾外翻、莫頓氏神經瘤。

長期穿跟鞋造成的腳趾、整個足部疼痛，都不是三言兩語能夠道盡的。

從事治療之後，我仍持續研究「足部・腿部」，逐漸明白「原來如此，原來身體是這樣運作的啊」。即使我已經年過五十，每逢婚喪喜慶仍苦惱要選什麼鞋子。要是堅決不穿跟鞋的話，適合搭配的衣服就變少了。

後來我又進一步研究「沒有足弓是怎麼回事」，結果發現穿高跟鞋時搭配耐震墊（耐震凝膠）就輕鬆許多的技巧。更令人開心的，是NHK電視節目《老師沒教的事》介紹了這個技巧，並取名為「無痛高跟鞋」。

機會難得，所以我便決定在本書也介紹藉耐震墊輕鬆穿高跟鞋的方法。前些日子也收到了欣喜的心聲：

「我學會之後就能夠從容穿高跟鞋了！」

這是學會之後馬上見效的簡單方法，但是卻暗藏祕訣，這項祕訣其實與本書主旨不謀而合，那就是「後腳跟」。聽到這裡，各位可能以為「是要將耐震墊貼在後腳跟嗎？」其實並非如此。

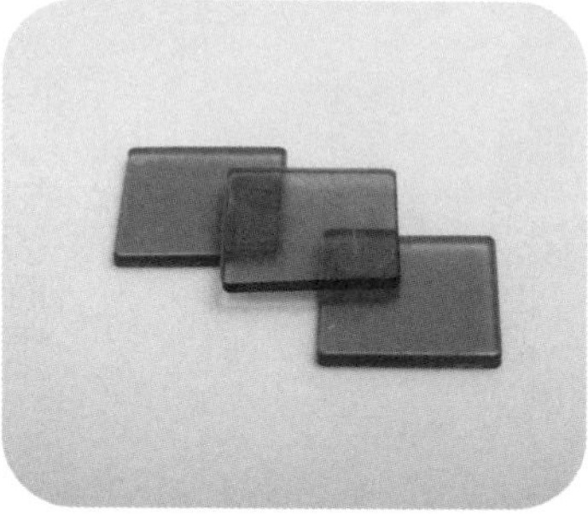

耐震墊。可在五金行或日系百元商店購得。

本書的【鍛鍊3】介紹了「打造立起後腳跟的力量」對吧？後腳跟不穩的話，就沒辦法發揮力量打造出【鍛鍊1】的足弓，再加上高跟鞋有斜度，足部很容易往前滑。穿高跟鞋走路時，必須用本應伸直的腳趾與後腳跟抓住傾斜鞋底，而非用腳尖走路，其實是難度很高的鞋子。電視健康節目曾請到一位資深女演員，對方表示：

「我希望能夠像以前一樣穿著高跟鞋自在走路。」

結果她鍛鍊了下半身、腿部與足部肌肉後，竟然就能夠再度穿回高跟鞋了，堪稱是重訓帶來的禮物。

我以前因為腳底肌肉量不足，穿高跟鞋後腳尖總是慘不忍睹。我不禁思考：「足部不要往前滑落就好了。」結果不經意看見眼前電視下方的耐震墊，便想到我該著眼的不是「避免後腳跟滑動」，而是用某種東西拉住後腳跟不動，於是便試著貼貼看。

腳底肌肉僵硬的人，只要腳心有點狀況就會疼痛，所以請貼在後腳跟與腳心之間即可。我經營的官網（https://kikoukairo.com/）裡有簡單易懂的說明，再請各位參考看看。

「能夠安心穿上高跟鞋」是件令人開心的事情，但是放著最根本的腿部與足部問題不管，腿部狀況仍會隨著年齡惡化，沒錯，如此一來就會引發「膝蓋痛」。

我的髖關節天生就有問題，明明必須加以保養，卻總是隨意度日。一直到膝蓋會痛才對至今的體型產生疑問，再加上身體隨著年齡產生變化，所以就試著探討這一切。

世界上充斥著各種「對身體好」的運動，但是為什麼都沒有效果呢？為什麼要從事這樣的運動呢？這也都是因為從未學習過正確的腳趾使用方法所致，所以我連同這些疑問在內，徹底調查了什麼樣的作法才是正確。

在我努力的過程中，原本已經相當嚴重的膝蓋痛竟然痊癒了。

無論是希望打造美腿的人、正苦於膝蓋痛的人，或是尚無問題但是想做點預防措施的年輕人，我想站在治療師而非醫師的角度提供一些建議，因此便決定推出本書。

在我撰稿過程中，來敝院的患者們都大方同意拍照，真的幫了我大忙。各位的笑容，總是為我帶來了許多力量。

「我現在都照著老師指導的方式走路，再搭配《三百六十五步進行曲》的節奏真的很棒。」

像是深夜打電話來報喜的A社長；還是認真執行我交代的作業，讓姿勢產生劇烈變化的B患者；理解禁食之餘不可忽略運動的真義而努力著的C患者；從醫療現場理解「最重要的還是運動與知識」的D藥劑師；「真的有必要這樣嗎？」在半信半疑之下改變體型的E患者；改變身體重心後，在跳最喜歡的芭蕾時，動作就更安定的F患者。多虧了數不清的各位患者，陪我一起不斷前進，在此深深致上謝意。

此外感謝總是回應我要求，不斷修改本書插圖的插畫家岡本典子老師、花大把時間協助攝影的門馬央典攝影師、提供出版機會的 WANI PLUS 編輯部的宮崎洋一編輯，真的非常感謝各位的協助。

最後也要謝謝總是相信並協助我的女兒們，謝謝妳們。

二〇一九年十二月　高田祐希

HealthTree
健康樹　健康樹系列 149

10 天擺脫膝蓋痛：

不開刀、不手術，3 大鍛鍊操 × 5 大運動法，專業治療師的膝蓋自癒重生計劃

どこに行っても治らなかったひざ痛を 10 日で治す私の方法

作　　者　高田祐希
譯　　者　黃筱涵
總 編 輯　何玉美
主　　編　紀欣怡
責任編輯　盧欣平
封面設計　張天薪
版型設計　楊雅屏
內文排版　許貴華
日本工作團隊　版型設計 柏原宗績／插畫 岡本典子／攝影 門馬央則

出版發行　采實文化事業股份有限公司
行銷企畫　陳佩宜・黃于庭・馮羿勳・蔡雨庭
業務發行　張世明・林踏欣・林坤蓉・王貞玉・張惠屏
國際版權　王俐雯・林冠妤
印務採購　曾玉霞
會計行政　王雅蕙・李韶婉・簡佩鈺
法律顧問　第一國際法律事務所　余淑杏律師
電子信箱　acme@acmebook.com.tw
采實官網　www.acmebook.com.tw
采實臉書　www.facebook.com/acmebook01

ISBN　978-986-507-221-6
定　　價　350 元
初版一刷　2020 年 12 月
劃撥帳號　50148859
劃撥戶名　采實文化事業股份有限公司
10457 台北市中山區南京東路二段 95 號 9 樓
電話：(02) 2511-9798　　傳真：(02) 2571-3298

國家圖書館出版品預行編目資料

10 天擺脫膝蓋痛：不開刀、不手術，3 大鍛鍊操 × 5 大運動法，專業治療師的膝蓋自癒重生計劃 / 高田祐希著；黃筱涵譯 . -- 初版 . -- 臺北市：采實文化 , 2020.12
224 面；14.8 x21 公分 . -- (健康樹；149)
ISBN 978-986-507-221-6(平裝)

1. 膝痛 2. 運動療法

416.618　　109016227

DOKONIITTEMO NAORANAKATTA HIZAITA WO 10KA DE NAOSU WATASHI NO HOHO
by Yuki Takada

Original Japanese edition published by Wani Plus Publishing Inc.

This Traditional Chinese edition published by arrangement with Wani Plus Publishing Inc., Tokyo, through HonnoKizuna, Inc., Tokyo, and Keio Cultural Enterprise Co., Ltd

采實出版集團
ACME PUBLISHING GROUP